JN162947

生きると向き合う

わたしたちの自殺対策

編集

今村 弥生
杏林大学医学部精神神経科

宮崎 仁
宮崎医院

遠井 敬大
埼玉医科大学総合医療センター救急科(ER)

南山堂

執筆者一覧

井出 広幸	医療法人社団奏愛会 信愛クリニック
伊東 亜矢子	三宅坂総合法律事務所・弁護士
今村 弥生	杏林大学医学部精神神経科
大野 裕	大野研究所
菅野 哲也	北里大学医学部地域総合医療学・総合診療医学
喜瀬 守人	家庭医療学開発センター（CFMD）／久地診療所
木村 勝智	みよし市民病院
久我 弘典	ジョンズホプキンス大学精神医学部門
齊藤 穂積	福井つながろう会
佐藤 久男	NPO法人蜘蛛の糸 あきた自殺対策センター
鈴木 映二	東北医科薬科大学医学部精神科学教室
鈴木 將玄	筑波メディカルセンター病院
館農 勝	特定医療法人さっぽろ悠心の郷 ときわ病院
田中 増郎	医療法人社団信和会 高嶺病院
千葉 守	NPO法人日本双極性障害団体連合会（ノーチラス会）
趙 岳人	藤田保健衛生大学医学部精神神経科学講座
長 徹二	三重県立こころの医療センター
遠井 敬大	埼玉医科大学総合医療センター救急科（ER）
内藤 宏	藤田保健衛生大学医学部精神神経科学講座
中田 雅久	多摩の森綜合法律事務所・弁護士
中山 明子	大津ファミリークリニック／洛和会音羽病院家庭医療科
西村 由紀	特定非営利活動法人 メンタルケア協議会
林 寛之	福井大学医学部附属病院
藤田 玲子	自殺予防啓発活動ネットワーク エンゼルランプ
藤沼 康樹	生協浮間診療所
星野 啓一	あびこ診療所
松坂 英樹	松坂内科医院／奈義ファミリークリニック
宮崎 仁	宮崎医院
山岸 文範	糸魚川総合病院

（五十音順）

序

それぞれの持ち場で医師が「自死」と「ある人」と対峙する

　数年前の話だが，ある日，70代の有料老人ホーム入所中の女性が初診で外来に来られた．主訴は妄想で，認知症の所見はなく，筆者は妄想性障害と診断した．診察室で，老婦人と2人で話し込み，病気ではないと彼女は主張しつつも，薬物療法は受け入れ，筆者の外来へ月2回の通院することには同意された．処方せんを渡した診察のあと，本人と入れ違いで，遠方に住んでいるため来られなかった家族の代わりに，老婦人に付き添ってきたという入居中のホームの管理者である中年の男性が入ってきた．名刺を出して，あいさつもそこそこに，折り入って確認しておきたいことがあると前置きして，「病名はなんですか？　精神科にかかる病気があるということは，自殺するかもしれないってことですか？」と，そもそも家族以外の人が診察室に入ってこられたことに逡巡する筆者に構わず，事務的にたずねられた．老婦人は入居して間もないとのことで，自殺の危険性があるならば，この男性としては「契約違反ではないか？」ということであったらしい．

　当時は国をあげての自殺対策が開始された時期で，自殺という単語が，隠されず，世間で議論されるようになっていたが，それが随分と表面的な理解がなされていると……，憤慨を通り越して，唖然としたことをよく覚えている．

　この事例は極端な理解の一例だとは思っていて，このあと，この管理者の男性が診療の場面に登場することもなく，老婦人の治療に影響もなかったのだが，筆者の記憶にこびりついている一場面である．

　わが国の年間の自殺者数は，3万人前後で推移しており，その数は常に交通事故死を上回っている……．時代が移り変わって，現在自殺について，一部の自殺の専門家や行政担当者だけではなく，ほとんどすべての医療者，行政の保健担当者が，講義や研修で学ぶようになり，この3万人という数字も有名な統計になった．医療者，行政のみならず，地域の非専門家の間にも，自殺対策が広がっていき，ゆるやかな立場で，支えあう活動が展開されるようになっている．

　こうして，われわれは自殺への対策の術を得ているのだろうか？

　筆者の勤めている大学病院の精神科病棟では，看護師が中心となり，患者さんの自殺を予防すべく，週に1，2度，30分以内でカンファレンスをもち，心配な患者さんについて，多職種のスタッフ同士で意見を交わしている．患者さんが実際にいったことや，寂しそうにしていた表情，逆に場違いな明るさなど，それぞれが見聞きしたことを述べ合い，「某さんは自殺のリスクが高いのではないか？」，「もっと気をつけて見守るべきではないか？」，「いや，アピールの段階であろう……」などの意見が出され，こまめに看護計画を書き直している．

　昨今，精神科病棟ならば，自殺リスク・カンファレンスは当然なすべきことだと理解している．その一方で，担当になったとはいえ，数日前にあったばかりの人にとっての「死にたい」ほどの悩みや苦しみに，われわれが分け入っていくことができるのだろうか？　という疑問がある．「今，死にたいと思っていませんか？」と，誠意をもって，失礼がないように聞いたつ

もりでも，はたして目の前の人は，われわれにこころを開いてくれるのだろうか？

　自殺から目を背けたり，根拠もなく，臨床家の「勘」だけで，リスクが低いと判断すべきでないこともわかっているが，臨床家が自殺を恐れるあまり，ある人を，「自殺するか？ しないか？」のみでみてしまうことになり得ないだろうか？，それでよいのか……？，それは，あの時の老人ホーム管理者の男性の，筆者を唖然とさせた発言とどう違うのか……？，そんな自問自答が今でも繰り返されている．

　筆者の場合，精神科医という立場ゆえに，ほかの医師に比べて，自殺の問題にかかわる機会は多い方で，10年も研鑽を積んだならば，自分なりの考え，自殺対策らしきものを，人前で，語ることもできないことはない．しかし，ほかの精神症状と同様，自死の問題は，「症状」のみでは語れない背景がある．その人のたどってきた苦労の過程，出会った人，遭遇した出来事，人生観などが複雑に入り組んで，「死にたい」気持ちの背景にある．「眠れない」とか，「うつ病だから自死に至った」といえるような単純なものではなく，「死のう」と思うまで追い込まれた過程は入り組んでいて，かつ個人差も大きいのである．

　今もって，筆者のところに来たならば，ほかの人よりも優位に自殺を予防できるという自信があるわけでは全くなく，自殺を防げなかった方も何人かいる．自殺をめぐる問題に，今も逡巡し，過去の防げなかった事例によって惹き起こされる不安で，判断を鈍らせないように，気を張って，日々診療をしている．

　筆者だけではなく，ほとんどの臨床家にとってみれば，自殺は避けられない問題であろう．前述の，机上で聞いたわが国の自殺者が3万人前後であるという数字が，ある日を境に自分にとっての「目の前の1人」になったなら，文字でみたときとは全く次元の異なる重みと深刻さを伴って，考えや診療のなかにまで覆いかぶさってくるのではないか？

　本書は2015年6月に刊行された月刊誌『治療』において，「生きると向き合う―わたしたちの自殺対策」と銘打って企画された特集を再編したものである．
　自殺について，非専門家の視点から，自死に向き合うことは，その人が生きることに，一歩踏み込んでかかわることであり，総合的な医師としてのスキルを要することを踏まえて，プライマリ・ケア医，精神科医の立場からの医療者の「対話」と，手探りの試みながら，自死に関しての当事者の発言も取り上げる試みを行った．

　本書でも，自死に対しての，医療者，医療以外の専門家，そして当事者の「語り」を重視した．

　本書に目を通した方が，1分でも長く自殺という重い課題に向き合う助けとなればと祈念する．また，自死により亡くなった人への思いも忘れないという気持ちを込めて，本書を捧げる．

2017年2月

編者を代表して　**今村弥生**

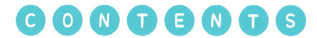
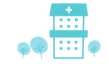

Part 1. 自殺と向き合う

Scene 1：プライマリ・ケアの外来で
1　うつ・自殺に傾いた人のリスク評価　　　　　　　　　　　　木村勝智　2
2　自殺に傾いた人との接し方　　　　　　　　　　　　　　　　宮崎　仁　8
3　ウィメンズ・メンタルヘルス　　　　　　　　　　　　　　　中山明子　14

Scene 2：救急外来で
4　自殺未遂者，リストカット，薬物過量服用に対する具体的な対応法　　鈴木將玄　25
5　帰宅・退院のときの問題　　　　　　　　　　　　　　　　　林　寛之　30

Scene 3：一般身体科の病棟で
6　慢性疾患（糖尿病，循環器疾患，透析，慢性疼痛）と自殺　　　　　喜瀬守人　35
7　がん（緩和ケア含む），うつと自殺　　　　　　　　　　　　山岸文範　41

Scene 4：老人介護施設／在宅訪問診療で
8　高齢者がうつ・自殺に傾くとき ―老年精神医学の3Dからのアプローチ―　内藤　宏　49

Scene 5：精神科クリニック・病院で
9　自殺に傾いた人に対する精神科医の初期介入　　　　　　　　久我弘典　53
10　自殺に傾いた人に対する精神科医の介入 ―薬物療法―　　　田中増郎，長　徹二　58
11　自殺に傾いた人に対する精神科医の介入 ―非薬物療法―　　　大野　裕　63
12　対話①　自殺対策の中の笑み　　　　　　　　　　　趙　岳人，今村弥生　66

Scene 6：産業医の相談場面で
13　産業医・産業保健師が知っておきたい心得　　　　　　　　　星野啓一　75

Scene 7：地域で
14　プライマリ・ケア医が診療所の外に出て行う自殺予防活動　　宮崎　仁　85

15	対話② プライマリ・ケア医として子どもの自殺に地域で向き合う		
		松坂英樹, 遠井敬大	93
16	精神科医の視点から —死にたい, 死んでもよいという子どもに接するとき—	館農 勝	104
17	電話相談を上手に利用していただくため —電話相談を受ける側からのメッセージ—		
		西村由紀	109

Scene 8：当事者と家族

18	消えない記憶に思うこと	千葉 守	114
19	自死で子どもを失った家族から	藤田玲子	117
20	自殺対策と「秋田モデル」の推進	佐藤久男	120
21	未遂者対策	齊藤穂積	123
22	ポストベンション：ある患者さんとのかかわり —プライマリ・ケア医より—	星野啓一	127
23	ポストベンション：生きる「力」のナラティブ —精神科医より—	今村弥生	130

Part 2. 社会と向き合う

24	自殺の法的な問題	伊東亜矢子	136
25	精神科医との付き合い方 —プライマリ・ケア医の立場から—	木村勝智	143
26	精神科医との付き合い方 —精神科医の立場から—	今村弥生	147
27	希死念慮がある人を励ますか？ —プライマリ・ケア医の立場から—	井出広幸	151
28	希死念慮がある人を励ますか？ —精神科医の立場から—	今村弥生	156
29	経済的な問題への助言や社会的資源の活用	中田雅久	159
30	心の自由は, どんなひどい状況下でも奪われることはない —V.E.フランクル		
		鈴木映二	175

Part 3. 生きると向き合う

31	対話③ 生きると向き合う		
	今村弥生, 久我弘典, 田中増郎, 菅野哲也, 遠井敬大, 藤沼康樹		180

あとがき	今村弥生	192
巻末資料 背景問診・MAPSO問診チェックリスト		193
索 引		197

Part 1. 自殺と向き合う

Scene1：プライマリ・ケアの外来で

1 うつ・自殺に傾いた人のリスク評価

はじめに

　世界保健機関（WHO）によれば，自殺した者のうち80～100％に何らかの精神障害が認められ，とくにうつ病などの気分障害が多い[1]．さらに，うつ病患者の90％以上は，初診時には精神科や心療内科を受診せず，内科など身体科の外来を受診することが明らかとなっている[2]．その多くは，死にたい気持ち＝希死念慮をはじめとする精神症状よりは，むしろいわゆる身体不定愁訴＝MUS（medically unexplained symptoms：医学的に説明のつかない症状）を訴えて受診していると推察される．すなわちわれわれの前に現れる「死にたい」患者は，「死にたい」と訴えて受診するのではなく，「食欲がない」，「眠れない」，「頭が痛い」，「お腹が痛い」，「動悸がする」などと訴えて受診するのであり，そうした患者の死にたい気持ちにできる限り早く気づき，適切に評価・対応する能力こそがプライマリ・ケア医には必要である．

死にたい気持ちを聞くことはタブーではない

　死にたい気持ちについてたずねることが自殺に結びつくということは，けっしてない．むしろ，死にたい気持ちを告白することで，自殺を予防する効果が期待できる．ゆえに，うつ病などを疑った際には必ず死にたい気持ちについて問診する必要がある．しかし，逆に医師のほうが問診することに関して抵抗感を抱いていることが少なくなく，それゆえ「まさかとは思いますが……」などと，遠回しかつ遠慮がちに問診しがちであるが，これは「率直に答えにくい質問をする」という言語的・非言語的メッセージを伝えてしまい，逆効果である．それまでと同じ態度で質問を続けよう．

死にたい気持ちには重症度がある

　「なんだか食事をした後に，胃のあたりがどーんとするんです……」
　「いたたたたた，みぞおちがキリキリ痛んで死にそうだ！　救急車を！　救急車を呼んで！」
　どちらも「腹痛」であるが，その重症度も緊急性も異なる．それと同様に，

1 うつ・自殺に傾いた人のリスク評価

表1-1 死にたい気持ちを評価するための質問

上から順に質問して，「いいえ」になればそこで終了	重症度
①死んでしまった楽だろうなぁーと思ったりしますか？	低い
②死ぬ方法について考えますか？	↓
→考えているとすればどういう方法ですか？	
③遺書を書きましたか？	
④死ぬことばかり考えていますか？	
⑤実際に死のうとしていますか？	
⑥自分でそれらを止められそうにないですか？	高い

表1-2 自殺のリスクファクター

慢性（素因的）	急性（促進因子）	防御因子
男性	最近の喪失体験	結婚
高齢（>65歳）	精神障害の悪化	信仰する宗教
自殺企図の既往	身体疾患の悪化	家庭内の子どもの存在
精神障害	衝動性	積極的な社会的支援
慢性身体疾患	自殺手段への接近	
自殺の家族歴	薬物依存	
慢性疼痛	致死性の高い自殺計画	
薬物依存		

（文献3）より一部改変）

「なんだか消えてなくなりたいなぁ……」

「あぁ，生きることがこんなにつらいなんて……，もう死ぬしかない！」

どちらも「死にたい気持ち＝希死念慮」であるが，その重症度も緊急性も異なる．したがって，"死にたい気持ちの重症度"を判定することが重要である．そのためには，**表1-1**に示すような質問を行うとよい．上から順番に質問して，「いいえ」になればそこで終了であり，そこがその患者の死にたい気持ちの重症度である．死ぬ方法について考えているときには，必ずその方法についてたずねる．

希死念慮が強い患者に対してはリスクファクター，促進因子，防御因子を評価する

いくつかの重要な自殺のリスクファクター，急性の促進因子，防御因子が存在し，**表1-2**にこれらを示す[3]．死にたい気持ちが強い患者では，これらのリククファクターについても聴取し，リスクファクターが多い症例は，より自殺のリスクが高いと判断する．

短期的なリスク管理

短期的なリスク管理が必要な症例には，前述のごとくのリスク評価で自殺のリスクが高いと判断された症例が該当する．すなわち，死ぬ方法を考えていて，それが具体的かつ致死性の高い場合，たとえば「無意識に屋上に行ってしまい，いまここから飛び降りたら楽になるだろうなと思うことがあります」，「練炭自殺の方法をネットで検索しています」などは，リスクが高いと判断する．このような強い希死念慮をもつ症例は，ただちに精神科医へ紹介し，入院も含めて迅速かつ厳格な治療を開始することが必要である．そのうえで，家族にも連絡を行い，自殺の危険性があることを告げて目を離さないように指導する．安易なベンゾジアゼピン系抗不安薬の投与は慎むべきである．

必ずカルテに記載する

死にたい気持ちの重症度やリスクを評価し，必要な対応を講じたら，必ずそれをカルテに記載する．それにより法律的なトラブルを避けることが可能である．それゆえ，プライマリ・ケアで希死念慮をもつ患者の診療を行うことを過度におそれる必要はない．

中長期的なリスク管理

逆に重症度が低い漠然とした死にたい気持ちの場合は，あわてる必要はないが，すべてのうつ症状を訴える患者は中長期的なリスク管理が必要である．とくにうつ症状を呈するが，より注意を要する精神障害や病態を有する症例は注意が必要である．こうした症例は，基本的には精神科医の診療が好ましい．このような「地雷」となり得る症例を，できる限り早期に判断することが，プライマリ・ケアにおけるリスク回避として何より重要である．また希死念慮は経過や治療により変化するので，初診時だけでなく定期的なチェックが必要である．

注意を要する症例

双極性障害

双極性障害は単極性うつ病よりも予後が悪く自殺率も高い．また治療に関しても，抗うつ薬よりはむしろ気分安定化薬などが主体となる．しかしながら，プライマリ・ケア医を受診する双極性障害患者はうつ病相であることがほとんどであり，鑑別診断は必ずしも容易でない．とくに双極性Ⅱ型障害においては，本人は無自覚であることが多い．本人だけでなく，家族などにも**表1-3**のような鑑別のための質問[4]を行うこ

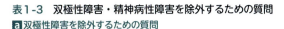

表1-3　双極性障害・精神病性障害を除外するための質問

a 双極性障害を除外するための質問

- これまでの人生で，気分が高揚し，ハイテンションで，怒りっぽく，普段の調子（100％）を越えた時期が数日以上続いたことがありますか？

（文献4）の表の一部より著者作表）

b 精神病性障害を除外するための質問

- 自分を責めるような考えが，頭のなかで声になって響いていませんか？
- 見知らぬ人とすれ違うときに，自分の考えが読み取られてしまったり，伝わってしまったように感じることがありますか？
- 見知らぬ人から監視されるように，みられているように感じますか？

とが望ましい．また双極性障害に対して抗うつ薬を安易に投与すると躁転をきたしたり，衝動性が増して自殺につながる場合もあるので安易な投与は控える．

精神病症状を呈する症例

統合失調症に代表される精神病性障害や，その他の幻覚や妄想といった精神病症状を呈する症例においても，しばしばうつ症状が前景となることがあり，注意を要する．軽度の精神病症状を有する症例は一見そのような症状がないように思える症例も多く，聞いてみなければわからない．必ず表1-3に示すようなスクリーニングの質問を行うようにする．

若年患者

若年患者，とくに思春期から20代にかけては双極性障害や，精神病性障害の事前確率が高く要注意である．当初は精神病症状がなく，うつや不安だけを訴えていても，後になって精神病症状が出てくることがあるので注意する．25歳未満の患者は抗うつ薬の投与で衝動性が増し，自殺率が増えることが懸念されており，慎重投与の対象とされている．したがって，この年齢に該当する患者は精神科医による診療が望ましい．

産後うつ病

産後うつ病では，ときに急激に症状が悪化し，自殺に至る場合がある．また産後うつ病自体，通常のうつ病とは異なった対応が必要になることも多い．

自傷行為やオーバードーズの既往を有する症例

自傷行為や向精神薬のオーバードーズ（過剰服薬）自体は死ぬための行為ではなく，生きづらさを解消するために行われる手段であるが，結果として死を引き寄せてしま

うことがあるのも事実である．自傷行為やオーバードーズを安易に否定したり，説教をすることは望ましくない．「そういうことをしてしまうような，つらいことがあるんだね」という共感的な態度を示しつつ，精神科医への受診を勧めることが望ましい．また安易なベンゾジアゼピン系抗不安薬の投与は控えるべきである．

アルコール依存症および薬物依存症患者

うつ症状を呈するアルコール依存症や薬物依存症の症例では，断酒や薬物の中止が必須であり，依存症に精通した精神科医の診療が望ましい．またうつ病患者が飲酒するとうつ症状が悪化するだけでなく，衝動性が増し自殺につながることがあるので原則禁酒とする．

既往歴，家族歴に問題がある症例

うつ病の既往があり，再発が疑われる症例，家族歴に精神障害，とくに双極性障害や精神病性障害の家族歴を有する症例，学生で留年を繰り返す症例，転職を繰り返す症例，結婚と離婚を繰り返す症例など，既往歴，家族歴に問題がある症例においては，単なる単極性うつ病でない可能性が高まると考えられる．慎重な問診のうえ，必要であれば精神科医への紹介を躊躇しないことが重要である．

標準的な治療を行っても改善しない症例

抗うつ薬を中心として標準的な薬物療法を施行し，通常最大用量まで抗うつ薬を増量したにもかかわらず症状の改善が十分でない症例では，難治性うつ病や双極性障害など，ほかの精神障害の見落としの可能性がある．治療開始後2ヵ月程度以上経過を観察しても改善が十分でない症例は精神科医への紹介を考慮する．

自殺を過度におそれない！

高血圧や糖尿病の診療に際して，いかに標準的な治療を行おうとも，一定の確率で心血管イベントが起こり，それに伴う死亡も発生する．だからといって，それは高血圧や糖尿病の診療に携わったからではなく，自然の摂理に過ぎない．うつ病をはじめとする精神疾患と自殺の関係もそれに等しい．たとえば高血圧や糖尿病患者で，脳梗塞の前兆としての一過性脳虚血発作（TIA）を見逃してはならないように，なによりも重要なのは，「切迫した強い希死念慮」を見逃さないことであり，さらにそれに対して適切な処置を講ずることである．それさえ忘れなければ，プライマリ・ケア医が精神疾患の診療に携わることは，総体的にみて患者や家族，そして地域に対する利益が大きいと考えられる．自殺を過度におそれて，プライマリ・ケアにおける精神疾患の診

療を忌避するのは本末転倒であり，それは心血管死亡をおそれて高血圧や糖尿病の診療を行わないというのに等しい．自信をもって，しかし謙虚に精神疾患の診療に取り組もう！

参考文献

1) World Health Organization (WHO)：International Statistical Classification of disease and related health problems. 10 th Revision, Vol.1, WHO, Geneva, 1992.
2) 三木　治：プライマリ・ケアにおけるうつ病の実態と治療. 心身医学, 42 (9)：585-591, 2002.
3) Schneider RK, et al(著), 井出広幸, 内藤　宏(監訳), PIPC研究会(訳)：ACP 内科医のための「こころの診かた」―ここから始める！あなたの心療. 丸善出版, 東京, 2009.
4) 井上　猛, 小山　司：躁状態. 精神科専門医のためのプラクティカル精神医学, 山内俊雄(総編集), 岡崎裕士, 神庭重信, 他(編), 中山書店, 東京, 35-40, 2009.

（木村勝智）

Scene1：プライマリ・ケアの外来で

2　自殺に傾いた人との接し方

はじめに

　精神科を専門としないプライマリ・ケアの外来診療においても，患者から「死にたい」と打ち明けられることがある．

　不意打ちのように告げられた「死にたい」という言葉に対して，平静でいられるプライマリ・ケア医は少ない．

　「なんてことをいい出すのだ．ここは精神科のクリニックじゃないぞ……」
そんなことを心の中でつぶやきながら，大いにうろたえてしまうのが普通の反応だろう．なぜなら，「死にたい」といわれたら，どのようにふるまえばよいのか，どのようなアクションを起こさなくてはいけないのかという「心得」をもち合わせていないからである．

　本項では，精神科を専門としないプライマリ・ケア医の外来診療において，患者や相談者から「死にたい」といわれても，うろたえないで行動できるようになるための心得について概説する．

相手のつらい気持ちを受けとめる

　自殺に傾いている人は，生きることを完全にあきらめているわけではなく，困難な状況や苦しみから「抜け出したい」とか，それを何とか「終わらせたい」と考えているだけである．

　また，自殺に傾いている人の心性は「両価的（アンビバレント）」であり，「死にたい」という言葉の背後には，「助けを求める気持ち」と「助かりたくない気持ち」とが同時に存在しているといわれている．

　つまり，「死にたい」という告白には，「死にたいほどつらいが，もしもそのつらさがやわらぐなら，本当は生きたい」という意味があるのである[1]．

　自殺に傾いた人との接し方における最初のステップは，そのような「つらい気持ち」を認めて，受けとめることである（表2-1）．

2 自殺に傾いた人との接し方

表2-1 つらい気持ちを受けとめるための言葉（例）

○○さんは，「いっそ死んでしまったほうが楽だ」と思うほど，つらいお気持ちなのですね．それでも，それほどのつらさを抱えて，今までよくやってこられましたね

表2-2 言ってはいけないタブーな言葉

「死ぬ気になれば何でもできるぞ」
「逃げてはだめだ」
「そのうちどうにかなるさ」
「生きていれば，いいことだって起きるよ」
「自殺はいけないことだ」

「マイ人生哲学」を押しつけてはいけない

　自殺に傾いた人に対して，安易な励まし，叱責，説教などをけっして行ってはならない（表2-2）．もしもあなたが，医療専門職として，あるいは一個人としての信念や人生観をもっていたとしても，そのような「マイ人生哲学」は封印して，「判断・批評せず聴く」という態度を貫くことが大切である．

　せっかく勇気をふりしぼって「死にたい」と告白した患者にしてみれば，「死ぬ気になれば何でもできる」などと説教されたら，自分のつらい気持ちを治療者に受けとめてもらったとは思わないものだ．自殺の是非について患者と議論しても，患者は疲弊するだけである．

相槌とねぎらいの言葉を上手に使う

　ノドから飛び出してきそうな「マイ人生哲学」をぐっと呑みこんで，「判断・批評せず聴く」ということは，日頃から患者に指示や指導を絶え間なく与え続けている身体科医にしてみると，意外とむずかしく感じられる行為かもしれない．

　そこで，「相槌 → ねぎらい → 質問」というセットを駆使すると，「判断・批評せず聴く」という行為が自然にできるようになる．

　まず，「相槌」の言葉であるが，「なるほど」がよい．「なるほど」という相槌の意味するところは，「なるほど，あなたのお話を承りました」ということであり，「あなたの考えに賛成です，（あるいは）反対です」といった判断や批評は一切含まれていない．

　次の「ねぎらい」の言葉は非常に重要である．この一言があると，患者は「わたしの気持ちをわかってもらえた」と感じるからである．

　ねぎらいの言葉は，表2-3に示した3つのセリフを状況によって使い分ける．患者のつらい感情や秘められていた苦労をねぎらうことで，医師と患者の「つながり」は生まれてくる．

　そして，患者をねぎらった後に問題を明確にするための質問を行う．「あなたをつらい気持ちにさせる原因について，もう少しくわしくお話しいただけますか？」といっ

表2-3 相手の感情を受け入れる「ねぎらい」の言葉

「それはつらかったですね」
「本当によく頑張られましたね」
「そのときはそうするしかなかったのですね」

表2-4 「判断・批評せず聴く」ための3つのステップ

①相槌
↓「なるほど」
②ねぎらい
↓「それはつらかったですね」
③質問
「あなたを死にたい気持ちにさせる問題について，もう少しくわしくお話しいただけますか？」

た問いかけにより，死にたい気持ちの背景にある問題をはっきりと具体化させる作業を行うわけである．

このように「相槌→ねぎらい→質問」のセットを意識して用いれば，面談が円滑に進むだけでなく，医師と患者の良い関係性を築くことができる(**表2-4**)．

MAPSOシステムを用いた死にたい気持ちのリスク評価

患者に投げかける質問のなかで最も重要なのは，「死にたい」気持ちのリスクや重症度を評価するものである．

プライマリ・ケア医が「死にたい」気持ちのリスク評価を行う目的とは，「このまま自分が診ていてもよいのか，ただちに精神科医へ紹介すべきなのか」を明確に判断することである．

PIPC (Psychiatry in Primary Care)と名づけられた教育訓練体系は，精神科を専門としない医師が，内科やプライマリ・ケアという自らの専門領域のなかで，適切な精神科的対応ができるようになるために，米国内科学会で始められたプログラムであり，上記のような目的には役に立つ[2]．

PIPCの中核を成すのは，MAPSOシステムである(**表2-5**)．MAPSOとは，気分障害(**M**ood disorders)，不安障害(**A**nxiety disorders)，精神病群(**P**sychoses)，物質関連障害(**S**ubstance-induced disorders)，器質性疾患／その他の障害(**O**rganic or **O**ther disorders)という5大疾患群の頭文字をつなげたものであり，PC医が出会う頻度の高い疾患のみに的を絞って，複雑な精神科の用語や概念を，非専門医でも覚えやすいように整理配列した診断ツールである．

わが国のPIPC研究会が作成した「背景問診・MAPSO問診チェックリスト」(巻末資料p.193参照)を使えば，定型化された平易な日本語による質問を読み上げるだけで，初心者であっても患者の精神医学的評価や死にたい気持ちのリスク評価を比較的短時間のうちに行うことが可能である．なお，このチェックリストを用いてPC医が行う希死念慮のリスク評価とトリアージの実際については，別項「うつ・自殺に傾い

2 自殺に傾いた人との接し方

表2-5 MAPSOシステム

Mood disorders（気分障害）
　うつ状態，希死念慮，躁および軽躁エピソードをチェック
Anxiety disorders（不安障害）
　不安の5タイプ（全般性不安障害，パニック障害，強迫性障害，外傷後ストレス障害，社交不安障害）の有無をチェック
Psychoses（精神病群）*
　精神病症状をチェック
Substance-induced disorders（物質関連障害）
　アルコールや薬物に対する問題をチェック
Organic and **O**ther disorders（器質性／その他の障害）
　認知障害，パーソナリティ障害，成人注意欠陥障害など

＊："Psychoses"とは，MAPSOを考案したRobert K. Schneiderによる造語であり，精神病症状をきたしうる疾患の集まりを意味する

た人のリスク評価」(p.2)に詳述されている．

 「自殺しない契約」をめぐるジレンマ

　自殺に傾いた患者のつらい気持ちを受けとめ，MAPSOによるリスク評価を行った後に，診察の締めくくりという最後の難関を迎えることになる．

　精神科医に紹介するにせよ，自分の外来で経過観察するにせよ，「死にたい」と告白してくれた患者に対して，「じゃ，まあそういうことで」といった素っ気ない態度で診察を終えることには抵抗を感じる．

　ここでにわかに浮上してくるのが，面談の最後に「自殺しない契約（No Suicide Contract）」を患者と結ぶか否かという問題である．

　自殺予防における最近の研究では，「自殺しない契約」の有効性に関するエビデンスは全くないということになっている．有効性がないばかりか，強固な自殺意図をもつ患者の場合は，表面的に同意することでその意図を隠し，自殺を完遂しやすい状況を手に入れる傾向があるという指摘もある[1, 3]．

　一方，経験豊富な精神科医たちからは，「援助者とのこの種の契約のおかげで『自殺しないですんだ』とか，『生き延びることができた』と語る患者はまれではない」という報告もあり，この「自殺しない契約」には一定の意義があるのではないかと推察できる[1]．

　「自殺しない契約」に関する要点を**表2-6**にまとめて示した[1]．「継続的な援助関係の保証とともにこの契約がなされた場合には治療的な意味をもつ」ということが最も重要なポイントである．また，この契約に同意することによって確認されるのは，「自殺の危険がない」ということではなく，あくまでも「自殺したくなったら必ず連絡する」という援助者との治療同盟であるということも忘れてはならない[1]．

Part1. 自殺と向き合う

表2-6 「自殺しない契約」に関する要点

- 「自殺しない契約」の有効性を示すエビデンスはない
- 表面的に契約に同意することで，患者は自殺完遂しやすい状況を手に入れることができる場合もある
- 「誰とのあいだで契約するか」が重要．救急救命センターなどでルーチン業務の一環として行う場合は無意味．継続的な援助関係の保証とともにこの契約がなされた場合には治療的な意味をもつ
- この契約は必ず次回の面接予約とのセットでなされるべきである
- この契約は「時間限定の契約」であり，毎回の面接のたびに確認されるべきものである
- この契約を交わす際には，緊急時に対応できる精神科救急窓口や夜間相談窓口の連絡先を伝えておく必要がある
- この契約に応じない場合には，「自殺したくなっても連絡しない」ことを意味し，深刻な自殺リスクを示唆する
- この契約は，法的な契約ではないので，援助者を訴訟上の責任追及から守るものではない

(文献1)より一部改変して著者作表)

「ゆびきり」という儀式の意味

　「自殺しない契約」をめぐるジレンマについて知った後では，いかにして診療を締めくくるのかという悩みがさらに深くなる．結局のところ，「自殺しない契約」は結んだほうがよいのか？　結ばないほうがよいのか？

　筆者は自分の診療所で自殺に傾いた患者に出会った時には，その診察の最後に「ゆびきり」を行うことにしている．

　「ゆびきり」という儀式は，一見すると「自殺しない契約」を患者と結んでいるだけのように思われるが，実際にはもう少し複雑な意味がある．

　Joinerらによる自殺の対人関係理論によると，積極的な自殺念慮は，「負担感の知覚」と「所属感の減弱」が重なることで生じると考えられている[4]．「負担感の知覚」とは，「自分が生きていることが周囲の迷惑になっている」という認識である．「所属感の減弱」とは，現実に人とのつながりがなく孤立しているとともに，「居場所がない」「誰も自分を必要としていない」という主観的な感覚を指す．

　自殺に傾いた患者と実際に「ゆびきり」してみると，言葉にならない不思議な「波動」のようなものが，患者の指先からこちらへ伝わってくるのがわかることがある．

　その瞬間，相手と「つながった」などと，こちらは勝手に解釈しているが，本当のところは誰にもわからない．この「ゆびきり」による不思議な交流が，自殺に傾いた患者の「所属感の減弱」に働きかけて，他者とのつながりの感覚を高めてくれることを深く祈りながら，この儀式を厳粛に行っているだけだ(**表2-7**)．

　もちろん，「ゆびきり」による自殺ブロックの有効性に関するエビデンスなどない．なぜなら，「自殺しない契約」と同様に，「ゆびきり」についても，「誰としたか」が最も

表2-7 「ゆびきり」をするときの言葉（例）

> あなたにお会いできなくなると，わたしはとても悲しいです．どうか生きていてくださいね．そして，1週間後の予約日には必ずまた来てください．約束ですよ．では，「ゆびきり」しましょう

重要であるからである．これからも継続的な援助を行うという覚悟を決めた援助者の「気合い」がなければ，この儀式は茶番になるだけだ[5]．

また，「ゆびきり」を行う際に患者が発する非言語的なサイン（指を絡めることをひどく躊躇する，全く目を合わせようとしないなど）を観察することは，自殺念慮のアセスメントに有益なこともある．

おわりに

精神科を専門としないプライマリ・ケア医の外来診療で，自殺に傾いた人と対峙するのは，正直なところしんどいし，けっして楽しいものではない．

しかし，患者はあなたというPC医を見込んで，「この医者ならばわかってくれるかもしれない」と思ったから，「死にたい」と告白してくれたのである．見込まれてしまったからには，これまで述べてきた心得を胸に抱き，勇気をもって「死にたい／本当は生きたい」という患者の気持ちに向き合ってほしい．あなたの患者を守るために．

参考文献

1) 松本俊彦：もしも「死にたい」と言われたら―自殺リスクの評価と対応．中外医学社，東京，2015．
2) Schneider RK, Levenson JL：Psychiatry essentials for primary care. American College of Physicians, 2008. Schneider RK, Levenson JL（著）：ACP内科医のための「こころの診かた」―ここから始める！あなたの心療，井出広幸，内藤 宏（監訳），PIPC研究会（訳），丸善出版，東京，2009．
3) Shea SC：The practical art of suicide assessment：A guide for mental health professionals and substance abuse counselors. Wiley, Hoboken, 2002. ショーン・C・シア著：自殺リスクの理解と対応．―「死にたい」気持ちにどう向き合うか―．松本俊彦（監訳），鈴木剛子，近藤正臣，他（訳），金剛出版，東京，2012．
4) Joiner TE, Van Orden KA, Witte TK, et al：The interpersonal therapy of suicide. Guidance for working with suicidal clients. American psychological association, Washington, D.C. 2009. Joiner TE 他（著）：自殺の対人関係理論．予防・治療の実践マニュアル，北村俊則（監訳），日本評論社，東京，2011．
5) 宮崎 仁：ゆびきりげんまん：面接の合気道による自殺ブロック．プライマリ・ケア医による自殺予防と危機管理―あなたの患者を守るために，杉山直也，河西千秋，井出広幸，他（編），南山堂，東京，130，2010．

（宮崎　仁）

Scene1：プライマリ・ケアの外来で

3 ウィメンズ・メンタルヘルス

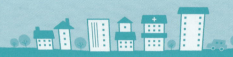

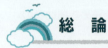 総論

現代の日本女性のメンタルヘルスを考えるときに，ライフサイクルは切っても切り離せない関係にある．

自殺という観点からみると，自殺して亡くなった女性159人の自殺要因を検討したデータ（2007〜2012年）があり，主な要因は以下のものである（**表3-1**）[1]．

表3-1　主な女性の自殺要因

①家族との死別，②身体疾患，③育児の悩み・介護疲れ，④DV被害・被虐待，⑤統合失調症・認知症など，⑥職場の人間関係の悪化，⑦家族間の不和（夫婦），⑧失業・就職失敗，⑨生活苦，⑩うつ病

（文献1）より）

そのなかで，亡くなる前にどこかの専門機関に相談していた割合は84.1％，1ヵ月以内の相談は61.6％だった[1]．

女性は妊娠・出産・育児という女性特有のライフサイクルがあり，性別役割分担，職場での働き方などで男女差が生まれやすく，結婚後にギャップが表面化したり，ストレスが深刻化したりしやすい．女性のライフステージは，親・夫・子どもなどの重要な他者によって自分の世界が分断されやすく，そのため自分の一生を通じて直線的・連続的にアイデンティティを形成，発達させにくいといわれる[2]．このようななかで女性はさまざまなストレスを抱えながら生きている．自殺の予防のために，本稿では女性特有のストレスについて考えてみたい．

女性の進路の枝分かれ

昔，日本では女性は主人公にはなり得ず，常に親・夫・子どもなどの「他者との関係性」によってアイデンティティを確認し，成熟させていく側面があった．しかし現代では女性が主人公として語られるようになってきた．

女性の二重構造として，仕事－育児・家事，キャリアアップ－結婚，母－妻など女性が選択を迫られる局面に両立問題が出てくる（**図3-1**）[3]．

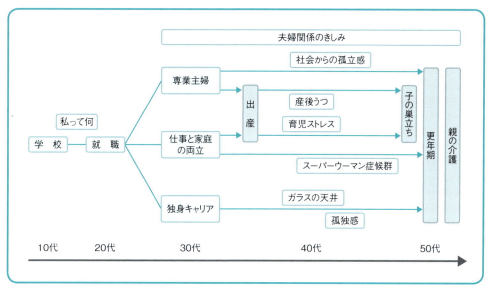

図3-1　各年代に起こる女性のストレスと危機的状況　　　　　　　　（文献3）より一部改変）

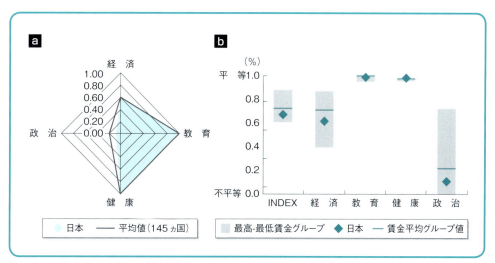

図3-2　日本のジェンダー・ギャップの結果（2015年）　　　　　　　　（文献4）より翻訳）

ジェンダー・ギャップ

　日本は男女格差が大きい国として知られている．男女格差を示すジェンダー・ギャップ・インデックスは世界101位（145ヵ国中）と先進国のなかで群を抜いて男女格差が大きい（2015年）．

　図3-2[4)]からもわかるように，日本では教育と健康については男女差がないものの政治経済，とりわけ政治において男女差が大きい．この原因として，経済面では経営

者の女性比率が低いこと，女性の賃金が低いことなどがあげられており，政治面としては国会や内閣の女性議員の比率が低さを言及されている．健康，教育，経済・政治活動への参加と機会における男女格差は，過去10年間で4％しか縮まっておらず，とくに経済面では，賃金および労働条件の平等に向けた動きは2009～2010年から失速し，縮小率はわずか3％にとどまっている．

女性と仕事

厚生労働省の平成23年度の統計によると，年齢階級別の労働力率[注1]は，女性は男性に比して就労意欲が低いのがわかる．また，「25～29歳」（77.2％）と「45～49歳」

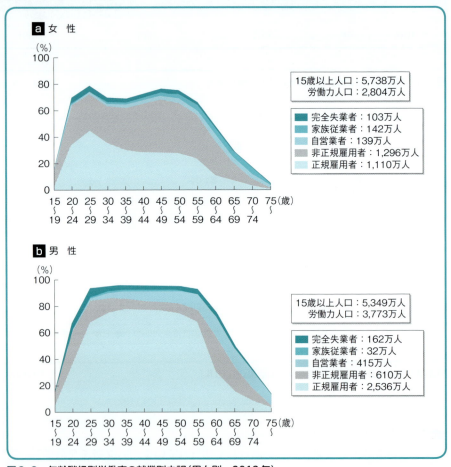

図3-3　年齢階級別労働率の就業別内訳（男女別，2013年）
正規雇用者は「正規の職員・従業員」と「役員」の合計．非正規雇用者は「非正規の職員・従業員」．

（文献7）より）

注1　労働力率：年齢階級別の労働人口に対する人口の比率（就業者＋失業者／人口）．15歳以上で働く意欲をもつ人がどれくらいいるかを示す．

(75.7％)を左右のピークとし，「35〜39歳」を底とするM字型カーブを描いている．これは20代後半から30代前半に，結婚，仕事の継続，妊娠・出産とさまざまなキャリアの枝分かれをしていくときであるからである[5]．

女性は，全年齢階級を通じて男性よりも「非正規雇用者」の割合が高い．20歳から30代前半にかけて「正規雇用者」の割合が最も高くなっているが，30代後半以降は「非正規雇用者」の割合が上回っている．給料に関しては女性の正規の職員・従業員は200〜299万円が28.3％と最も高く，ついで300〜399万円が21.9％などとなった．一方，非正規は100万円未満が46.2％と最も高くなった[6]．女性は安価な労働力として考えられていることが多く，社会的補償に乏しい勤務形態での就労者が多いのが現状である（**図3-3**）[7]．

妊娠・出産・育児と仕事

日本での初婚年齢は2014年で男性31.1歳，女性29.4歳であり，初めて出産する女性の平均年齢は30歳を超えている．

合計特殊出生率[注2]は2005年に1.26と最低を記録した後，2014年で1.42[8]となっている．医学の発展により，出産可能年齢は飛躍的に長くなり40歳をすぎても妊娠を考える女性は増えている．また不妊外来に通う女性も増えてきている．その一方で，職場や家庭内ではまだまだ妊娠・出産・育児に寛容な社会とはいえない．筆者の周りであった話だが，ある看護師が夜勤ができないと伝えたら，常勤を辞めるようにいわれたというのは昔の話ではない．男性が育休をとるとなれば，職場で大きな話題になるのは，まだまだ女性の社会進出がうまくいっていない象徴ではないだろうか．

育児中の女性が自殺に至ることもまれではなく，妊娠・出産・育児中の女性が1人でストレスを抱えて悩んでいないか，子どもの受診の際でも母親の表情，雰囲気に気を配っておく必要がある．

ドメスティック・バイオレンス（domestic violence：DV）

2001年10月より「配偶者からの暴力の防止及び被害者の保護に関する法律（DV防止法）」が施行され（**表3-2**），DVという言葉はよく知られるようになった．DV防止法は法律婚夫婦だけでなく，事実婚夫婦や元夫婦も対象にしているが，最近はデートDVというようにカップル内の暴力なども問題になっており，夫婦以外の関係性においては法律が適応とならないため不満も多い．

2014年度の内閣府の調査によると，「配偶者（事実婚や別居中の夫婦，元配偶者も含む）からの暴力」についての調査は「1，2度あった」という女性は14.0％，「何度も

注2　合計特殊出生率：人口統計上の指標で，1人の女性が一生に産む子どもの平均数を示す．

表3-2　配偶者からの暴力の防止及び被害者の保護に関する法律（DV防止法）

- 医師その他の医療関係者は，その業務を行うに当たり，配偶者からの暴力によって負傷し又は疾病にかかったと認められる者を発見したときは，その旨を配偶者暴力相談支援センター又は警察官に通報することができる．この場合において，その者の意思を尊重するよう努めるものとする．（第6条第2項）
- 刑法（明治40年法律第45号）の秘密漏示罪の規定その他の守秘義務に関する法律の規定は，前2項の規定により通報することを妨げるものと解釈してはならない．（第6条第3項）
- 医師その他の医療関係者は，その業務を行うに当たり，配偶者からの暴力によって負傷し又は疾病にかかったと認められる者を発見したときは，その者に対し，配偶者暴力相談支援センター等の利用について，その有する情報を提供するよう努めなければならない．（第6条第4項）

あった」という女性は9.7％であり，夫婦間だけでも23.7％は経験している（**図3-4**）．その一方で，DVはなかなか相談できないことも多く，サーベイランスも難しい．**図3-5**[9]のように，医療機関での相談場所も精神科に限らない．

1年以内にDVを受けた女性の身体的症状としての訴えは，頭痛（相対危険度(RR) 1.57），腰痛やほかの骨格系の疼痛(RR 1.61～1.71)，胸痛(RR 1.53)，月経・骨盤・性交痛を含む婦人科疾患(RR 1.84)，HIV/AIDSを含む性感染症(RR 3.15)，消化器疾患(RR 1.76)，尿路感染(RR 1.79)，急性呼吸器疾患(RR 1.33)となっている[10]．

DVを受けた女性の精神的な症状としては，不安症，うつ病，家族や社会的問題，薬物乱用，摂食障害，心的外傷後ストレス障害(PTSD)，睡眠障害，自殺企図，自尊心の低下，親密な関係や性交渉へのおそれなどがある[10]．

DV被害者の診療には，治療やケアとともに，今後の再発予防の情報提供のサポートが必要となってくる．パートナーが同席している場合には，本当のことがいえないことが多いため，個別に面接するなどのプライバシーへの配慮を行う．DV防止法に基づき，医師およびその他の医療関係者の通報における守秘義務免除と保情報提供義務が謳われていることから警察や，配偶者暴力相談支援センターへの通報も積極的に検討する．

IPV (intimate partner violence)

Domestic Violenceという言葉の「domestic」は「家庭の」という意味なので，日本語の「家庭内暴力」と同義に捉える誤解も存在するが，英語では日本語の家庭内暴力にあたる語は family violence と表現され使い分けられている．英語ではDVは intimate partner violence (IPV)と同義に使われており，日本語にすると"親密な関係性における暴力"となる．身体的暴力だけではなく，「外出をさせない」，「無視する」，「暴言をはく」，「望まない性行為を強要する」などさまざまな暴力がある．国際的にはDVではなく，IPVという言葉が使われることが多い．

3 ウィメンズ・メンタルヘルス

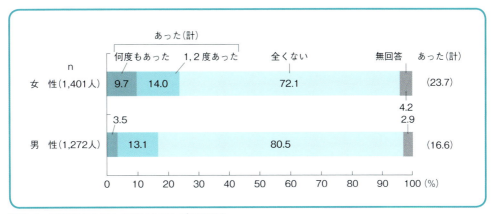

図3-4 配偶者から暴力を受けたことがある割合
配偶者（事実婚や別居中の夫婦，元配偶者も含む）から「身体的暴行」，「心理的攻撃」，「経済的圧迫」，「性的強要」のいずれかを1つでも受けたことがある．

（内閣府：男女間における暴力に関する調査，（2014年度調査）より作成）

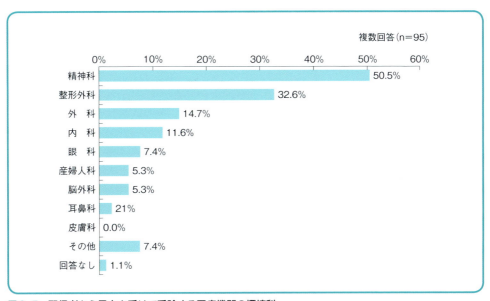

図3-5 配偶者から暴力を受けて受診する医療機関の標榜科
東京都配偶者暴力相談支援センター（東京ウィメンズプラザ及び東京都女性相談センター）で調査期間内（平成20年7月1日～9月30日）に実施した配偶者等暴力女性被害者本人の面接相談を対象に集計．

（文献8）より作成）

産後うつ病

プライマリ・ケアにおける産後うつ病の有病率は10～15％に及び，とくに産後3ヵ月はうつ病の好発時期である[11]．

表3-3　EPDS質問用紙

> 項目は10項目で，0，1，2，3点の4件法の母親による自己記入式質問票で，うつ病によくみられる症状をわかりやすく質問にしたものであり，簡便で国内外で最も広く使用されている質問票である．母親が記入後，その場でEPDSの合計点数を出し，合計30点満点中，9点以上をうつ病としてスクリーニングする．
> 実際使用する質問票の（　）内は空欄になる．

産後の気分についておたずねします．あなたも赤ちゃんもお元気ですか．最近のあなたの気分をチェックしてみましょう．今日だけでなく，過去7日間にあなたが感じたことに最も近い答えに○をつけてください．必ず10項目全部に答えてください．

1. 笑うことができたし，物事のおもしろい面もわかった
   (0)いつもと同様にできた　(1)あまりできなかった　(2)明らかにできなかった　(3)全くできなかった
2. 物事を楽しみにして待った
   (0)いつもと同様にできた　(1)あまりできなかった　(2)明らかにできなかった　(3)ほとんどできなかった
3. 物事がうまくいかないとき，自分を不必要に責めた
   (3)はい，たいていそうだった　　(2)はい，ときどきそうだった
   (1)いいえ，あまりたびたびではなかった　(0)いいえ，全くそうではなかった
4. はっきりした理由もないのに不安になったり，心配したりした
   (0)いいえ，そうではなかった　(1)ほとんどそうではなかった
   (2)はい，時々あった　　(3)はい，しょっちゅうあった
5. はっきりした理由もないのに恐怖に襲われた
   (0)いいえ，そうではなかった　(1)ほとんどそうではなかった
   (2)はい，ときどきあった　(3)はい，しょっちゅうあった
6. することがたくさんあって大変だった
   (3)はい，たいてい対処できなかった　(2)はい，いつものようにうまく対処できなかった
   (1)いいえ，たいていうまく対処した　(0)いいえ，普段通りに対処した
7. 不幸せな気分なので，眠りにくかった
   (3)はい，ほとんどいつもそうだった　(2)はい，ときどきそうだった
   (1)いいえ，あまりたびたびではなかった　(0)いいえ，全くなかった
8. 悲しくなったり，惨めになったりした
   (3)はい，たいていそうだった　　(2)はい，かなりしばしばそうだった
   (1)いいえ，あまりたびたびではなかった　(0)いいえ，全くそうではなかった
9. 不幸せな気分だったので，泣いていた
   (3)はい，たいていそうだった　(2)はい，かなりしばしばそうだった
   (1)ほんのときどきあった　(0)いいえ，全くそうではなかった
10. 自分自身を傷つけるという考えが浮かんできた
    (3)はい，かなりしばしばそうだった　(2)ときどきそうだった　(1)めったになかった　(0)全くなかった

　女性の社会進出によって妊娠前・妊娠中も仕事や社会的人間関係に悩んでいる人も多く，産後の仕事復帰へのストレスも増加している．そんななかで，出産後の女性は「マタニティ・ブルーズ」という軽度の抑うつ状態が後発する．
　スクリーニングとしてよく用いられているのは，エジンバラ産後うつ病質問票（EPDS，**表3-3**）であり，日本人女性では9点以上（欧米では10～13点以上）を産後うつ病の疑いとして取り扱う．9点以上で，感度75％，特異度93％である[12]．あくまでスクリーニングツールなので，診断が確定というわけではないが，DSMも産

後うつ病に特別な診断基準があるわけではない．DSM-Ⅳでは産後4週間以内に発症した場合に"産後の発症"という特定用語をつけられていたが，出産後だけでなく妊娠中から気分変動が生じることから，DSM－5では妊娠中＋出産後4週間以内の「周産期発症」として扱うようになった[13]．

うつ病の場合の治療は，産後以外のうつ病と同じく，休養や安全の確保とともに症状に応じた薬物療法が理想的である．しかし，産後は休養も薬物療法も簡単には行えないため，対人関係療法や認知行動療法も有効性が示されている．

スーパーウーマン症候群

スーパーウーマン症候群とは，完璧な職業人，完璧な妻，完璧な母，完璧な主婦など，対立する役割を一度にこなそうとして疲労困憊している女性のストレス状態をいう．スーパーウーマン症候群という言葉は，1987年に出版された『スーパーウーマン・シンドローム』（シェイヴィッツ（著），光文社）という本がきっかけで，流行語となった．背景には，女性の社会進出があり，男性並みにハードな仕事をこなそうとし，母や妻としても立派にがんばろうとし，ストレスが溜まり続け，やがて，動悸，息切れ，めまい，頭痛，吐き気，立ちくらみ，虚脱感，無気力などの症状が現れる．

空の巣症候群（empty nest syndrome）

子育てが終わり，子どもが大学入学や結婚などで巣立っていく時期に一致して，親（多くは母親）が心身の不調を現すことが多いためこう呼ばれる．夫は仕事で忙しくかまってくれず，夫婦生活もなかったりと，子どものいなくなった家（空の巣）に残され，虚無感や抑うつ感にとらわれる．夫婦は新しく自分たちのあり方を考える時期でもあるといえる[14]．

ガラスの天井（glass ceiling）

ガラスの天井とは，資質や成果にかかわらず組織内での昇進を妨げる，みえない打ち破れない障壁である．当初は，女性のキャリアを阻む障壁のメタファーであったが，現在は男女を問わずマイノリティの地位向上を阻む壁としても用いられるようになった．前述したとおり，日本では管理職に占める女性の割合が諸外国と比べて非常に低い．ガラスの天井問題は，日本のジェンダー・ギャップの大きな障壁となっている．

内閣府男女共同参画局は，ポジティブ・アクションという実質的な機会均等の実現行動を推奨している．これは，男女共同参画社会の実現に向け，「社会のあらゆる分野において，2020年までに，指導的地位（議会議員，法人・団体などにおける課長相当職以上の者，専門的・技術的な職業のうち，とくに専門性が高い職業に従事する者）に女性が占める割合が，少なくとも30％程度になるよう期待する」という目

標である.

セクシャル・ハラスメント

　男女雇用機会均等法では「職場において，労働者の意に反する性的な言動が行われ，それを拒否したり抵抗したりすることによって解雇，降格，減給などの不利益を受けることや，性的な言動が行われることで職場の環境が不快なものとなったため，労働者の能力の発揮に重大な悪影響が生じること」と定義されている．厚生労働省の指針では次の2つのタイプに分けられている．

①対価型セクシュアル・ハラスメント
　職務上の地位を利用して性的な関係を強要し，それを拒否した人に対し減給，降格などの不利益を負わせる行為．

②環境型セクシュアル・ハラスメント
　性的な関係は要求しないものの，職場内での性的な言動により働く人たちを不快にさせ，職場環境を損なう行為．

　男性から女性への場合が多いが，セクシャル・ハラスメントは女性から男性の場合もある．被害者にはさまざまな心身の症状が出現することが知られており，多くに緊張感や神経過敏などの精神的ストレス症状を起こしたり，吐気，頭痛，疲労感などの身体症状を訴えるとの報告がある．職場での生産性や仕事への意欲減少，仕事上のトラブルが起きやすくなる．

うつ病

　うつ病の12ヵ月有病率（過去12ヵ月に経験した者の割合）は1～8％，生涯有病率（これまでにうつ病を経験した者の割合）は3～16％である．日本では12ヵ月有病率が1～2％，生涯有病率が3～7％であり，欧米に比べると低い．一般的に女性，若年者に多いとされるが，日本では中高年でも頻度が高い．

摂食障害

　単なる食欲や食行動の異常ではなく，①体重に対する過度のこだわりがあること，②自己評価への体重・体形の過剰な影響が存在する，といった心理的要因に基づく食行動の重篤な障害である．摂食障害は大きく分類すると，神経性食欲不振症（anorexia nervosa：AN）と神経性過食症（bulimia nervosa：BN）に分けられる．ANには不食を徹底する「制限型」，あるいはむちゃ食いをともなってもそれに対する排出行為で代償しながら低体重を維持している「むちゃ食い／排出型」がある．一方，BNにはむちゃ食いを繰り返しながらも体重増加を防ぐために種々の不適切な代償行為をともなっているが，ANと違ってやせに至らないことが特徴である．どちらにも

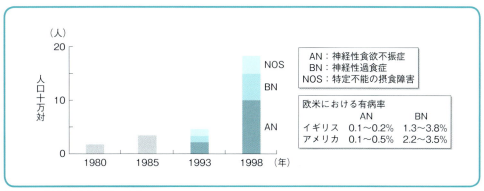

図3-6 摂食障害患者数の変化　　　　　　　　　　（中枢性摂食異常調査研究班全国疫学調査）

明確に分類されない摂食障害（例：むちゃ食い障害）は，特定不能の摂食障害（eating disorder not otherwise specified：EDNOS）と呼ばれる．

1998年に全国の医療施設（23,401施設）を対象に実施した疫学調査によると，患者推定数（罹患率）はANが12,500人（人口10万対10.0），BNが6,500人（人口10万対5.2），EDNOSが4,200人（人口10万対3.3）であった（図3-6）．

年齢層でみると，ANは10代，BNは20代が多く，推定発症年齢をみると10代の占める割合が年々増加し，若年発症の傾向を示している．10歳から発症する例もまれではなくなった．一般に90％以上が女性と報告されている．

摂食障害の背景には親子関係の問題や，家族のコミュニケーションの問題も指摘されている．排出行為など不適切な代償行為のあるAN患者の退院5年以上のフォローアップ調査では，死亡率が15％を超えているとの報告もある．摂食障害は増悪すると生命にかかわる場合もあるため，疑った場合，すみやかな専門の医療機関への紹介が望ましい．

プライマリ・ケア医としての自殺対策

訪問診療をしている場合，家の様子や家族関係がわかりやすい．しかし外来の時間のなかでも，相手や家族がどれくらいのストレスを抱えているか，それがどれくらい深刻かについてアンテナを張っておく必要がある．

危険と思った時には，相談できる窓口をすぐに案内できることが重要である．たとえば，育児不安であれば保健所の保健師，家族間の問題や介護疲れであれば地域包括支援センターやケアマネジャーに相談し，DV被害であれば以下のウェブサイトから各都道府県での対応窓口をあたることができる．

> 全国の配偶者からの暴力全般に対する窓口一覧(内閣府男女共同参画局)
> http://www.gender.go.jp/policy/no_violence/e-vaw/soudankikan/02.html

　筆者は窓口を教えるだけではなく，本人に許可をとったうえで，目の前で窓口に連絡をとるように心がけている(窓口を教えるだけでは，相談しない場合もある).

　重要なのは，各窓口につなぐだけでなく，医師としてもその相手を見守っていく姿勢だと考える.

参考文献

1) NPO法人自殺対策支援センターライフリンク：自殺実態白書2013, 第1版, NPO法人自殺対策支援センターライフリンク, 東京, 1-12, 2013年3月.
2) 岡本祐子, 松下美知子(編)：新 女性のためのライフサイクル心理学, 福村出版, 東京, 2002.
3) 久米美代子, 飯島治之(編著)：ウーマンズヘルス―女性のライフステージとヘルスケア, 医歯薬出版, 東京, 125-129, 2007.
4) World Economic Forum：Japan―Global Gap Report 2015. 2016.
5) 内閣府男女共同参画局：男女共同参画白書 平成26年版, 内閣府, 2015.
6) 総務省統計局：Ⅱ. 詳細集計. 平成26年版 労働力調査年報, 4, 2015.
7) 内閣府男女共同参画局：平成25年度男女共同参画社会の形成の状況. 2015.
http://www.gender.go.jp/about_danjo/whitepaper/h26/zentai/html/zuhyo/zuhyo 01-00-17.html
8) 東京都生活文化スポーツ局：平成20年度 配偶者等暴力被害の実態と関係機関の現状に関する調査. 2009.
9) 厚生労働省：平成26年人口動態統計月報年計(概数)の概況, 2015年6月.
10) Bonomi AE, Anderson ML, Reid RJ, et al：Medical and psychosocial diagnoses in women with a history of intimate partner violence. Arch Intern Med, 169 (18)：1692-1697, 2009.
11) 岡野禎治：見逃されがちな産後うつ病―スクリーニングとその対応―. kitakanto Med J, 57 (2)：194, 2007.
12) American Psychiatric Assocation(原著), 日本精神神経学会(監), 髙橋三郎, 大野　裕(監訳)：DSM-5 精神疾患の診断・統計マニュアル, 医学書院, 東京, 2014.
13) 中山明子, 西村真紀(編)：お母さんを診よう, 南山堂, 東京, 147-149, 2015.
14) Mayo clinic：Empty nest syndrome：Tips for coping.
http://www.mayoclinic.org/healthy-living/adult-health/in-depth/empty-nest-syndrome/art-20047165
15) 川上憲人：世界のうつ病, 日本のうつ病―疫学研究の現在. 医学のあゆみ, 219 (13)：925-929, 2006.

〈中山明子〉

Scene2：救急外来で

4 自殺未遂者，リストカット，薬物過量服用に対する具体的な対応法

🌈 自殺未遂者への対応[1]

さまざまな調査から，自殺未遂は自殺の「最強危険因子」であることがわかっている．しかし救急外来での対応は身体的治療が中心であり，自殺のハイリスク者としての支援が不十分なのが実情と思われる．本項では，救急医療の従事者のみならず，自殺未遂者にかかわる可能性のあるすべての医療従事者が自殺の再企図予防に関して知っておくべき事項について解説する．

1. 自殺未遂者の心理

自殺とは「追い込まれた死」であり，自殺未遂者の個人的な責任を問うべき問題ではない．彼らは周囲に存在するさまざまな解決方法や手段がみえなくなっており，「自殺だけが唯一の解決方法だ」，「死んですべてを終わりにしたい」という気持ちに支配されている．このような心理状態を「心理的視野狭窄」という．本当は誰かに助けてほしいのに，「今の自分は死ぬしかない」と思い込んでいる．自殺とは，そのような状況に追い込まれての行為であることを理解しておく必要がある．

2. 自殺未遂者への対応の基本

自殺未遂者が搬送された際には，ただちに救急隊や家族などから，企図手段，遺書の有無・動機，病歴・受診歴，生活状況など，自殺企図の状況に関する情報を収集しておく必要がある．身体的な治療に一定の目処がつき，未遂者の意識が回復した後は速やかに，自殺の再企図防止に向けた本人へのアプローチを開始する．

★ 対応の実際

①真摯に耳を傾けつつ，状況を受け止める(受容と共感)
②自殺の再企図のリスクを評価する
　a：危険因子の確認(自殺念慮・希死念慮の有無，過去の自殺未遂・自傷行為，自らの健康を省みない行動，重大な疾患，最近の喪失体験，社会生活上の諸問題，孤立感など)
　b：自殺の具体的計画の確認(計画の有無，手段，準備性，時期)

c：自殺をしない約束の確認（約束できない場合は高リスク）
　　　d：自殺の再企図のリスクの評価（今回の状況や前述の情報からリスクを評価する）
③自殺の再企図を防止するための環境を整える
　　　a：保護因子（サポート資源）の確認（家族・友人などからの支援，宗教・文化・民族的な信条，地域社会への参加など）
　　　b：自殺予防のために必要な支援の導入（何が必要か具体的に尋ねる）
　　　c：自殺回避のための対処行動の確認（過去の行動を分析し，未遂者とともに考える）

★ 自殺企図についてたずねる際のポイント

「TALK」の原則：
　　Tell（誠実な態度で話しかける）
　　Ask（自殺についてはっきりと尋ねる）
　　Listen（相手の訴えを傾聴する）
　　Keep safe（安全を確保する）

推奨される問いかけの例：
「話せる範囲でいいので，私でよかったら話していただけますか」
「今でも自殺したいと考えていますか」
「自殺したいほどつらかったのですね」
「今ここにいるのは，あなたと私だけだから大丈夫ですよ」など

★ 自傷行為への対応

- 叱責，批判，説教をすることなく，来院を肯定的に評価する．
- 自傷行為を全面的に否定せずに，そうした対処の限界と嗜癖化やエスカレートの可能性について情報提供を行う．
- 精神科外来通院を提案する（継続的な外来カウンセリングによるストレス対処スキルの修得，家族療法的介入が求められる）

3. 専門機関への紹介

　自殺未遂者に精神科医療機関への受診や専門機関への相談を勧める場合，機関名と連絡先を伝えるだけに終わらず，以下のような積極的かつ細やかな働きかけが必要である．

⭐ 各機関への相談を勧める際の留意点

- 紹介先に電話を入れ，当該未遂者の抱えている問題の概要を説明し，対応可能であるかを確認する．
- 先方が対応できる日時，窓口名，担当者名等を確認し，必要であれば予約をする．
- 相談機関名，電話番号，アクセス方法，相談対応日時，窓口名，担当者名等を当該未遂者本人またはその家族に確実に伝える．
- 紹介した機関に相談した結果等について，事後報告してくれるよう本人またはその家族に依頼する．あるいは，こちらが紹介先に直接電話を入れて，その後の経過を確認することに関して，本人またはその家族の了解をとっておく．
- 問題が深刻で緊急の支援が必要だと思われるケースについては，当該相談機関に対し，相談者が実際に訪れたかについて直接確認する．

4. 自殺未遂者家族への対応

自殺未遂者の自殺再企図を防止するためには，本人だけでなくその家族に対する支援も重要である．自殺行動に対する家族の正しい理解と対応は必要不可欠なものであり，自殺未遂者の家族の心理を理解したうえで，適切な家族支援を行う必要がある．

⭐ 自殺未遂者の家族の心理

死に対する不安感や自殺の意図を否認したい気持ち，「苦しみに気づかなかった」という自責感，周囲からの理不尽な非難や攻撃に対する怒り，精神科医療に頼りたい気持ちや精神障害を否定したい気持ちなど，相反する思いを同時に抱くことも多く，心理的に孤立する傾向にある．さらには繰り返される自殺企図で疲労困憊し，絶望感に捉われている場合も少なくない．

⭐ 対応上の留意点

- 家族の思いを真摯に受け止める
- 自殺行動の重大性について伝える
- 今後の治療方針に関する情報を提供し，協力を求める
- メンタルヘルスに関する情報を提供する

リストカットや薬物過量服用への対応

「リストカット(Wrist Cut：リスカ)」とは，カッターやハサミなどの鋭利なもので自らの手首を傷つけることをいう．

「薬物過量服用（Over Dose：OD）」は，一度に薬剤を大量に摂取することによる自傷行為のひとつである．抗うつ薬や抗不安薬・睡眠薬などによるものが多いが，容易に入手可能な市販の風邪薬などの場合も多くみられる．なお，もともと内服を目的としていない農薬や洗剤などの工業製品の服用については，本項では触れない．

　リスカやODなどの自傷行為の多くは，通常，激しい怒りや不安，緊張，気分の落ち込みといった辛い感情を緩和するために行われる．「生きたくても希望がなく生きてはいけない，死ぬしかない」という気持ちが強く，自ら手首を切ったり，身近な薬に手を出してODに至る．また実際に死には至らないとしても，結果として，一時的にでも「耐えがたいこころの痛み」を鎮め，封印することができる．このため「今の辛い状況から一時的にでも逃れたい」という現実逃避の意味合いから，やり始めると自分では止められなくなり，辛い気持ちやストレスなどを回避するための手段として繰り返される．止めなければいけないとわかっていながら繰り返し，そして罪悪感を抱きながらさらに繰り返すという悪循環に陥ってしまう．アルコールやギャンブル・薬物など各種「依存症」と似ているため，継続的な介入が必要となる．

　以上のことを理解し，まずは受診したことを肯定的に伝えたうえで，具体的には以下のようなアドバイスや対応が考えられる．

①リスカやODをしたくなったら，誰でもいいから電話などで話をし，時間を費やす．
　自傷行為の非常に強い衝動は1時間を越えて持続することは少ないため，人と話すことで気持ちを落ち着かせるだけでなく，時間が経過することで，自傷の衝動が理性で抑制できる程度に落ち着くことが期待できる．

②容易に実行できないような工夫をする．
　自傷行為はけっして積極的に行われる行為ではないため，実行するのにちょっとした障害があれば，それだけでも実行しにくくなることが期待できる．たとえばODの場合，調子の悪いときだけでも家族に薬の管理を依頼する，処方は錠剤でなく粉薬にしてもらう，などの対策が考えられる．

　最後に，援助者の問題について述べる．繰り返される自傷行為を，「誰かの気を惹くために」行われる，いわば人騒がせな，演技的・操作的行為と思い込んでいる援助者は意外に多い．しかし実際は，典型的な自傷行為は1人きりの状況で行われ，周囲の誰にも告白されない傾向がある．つまり自傷行為は，「人の気を惹くためのアピール的行動」ではなく，むしろ「孤独な対処行動」と理解すべきである．また，「切っちゃった」などとケロッとした態度に腹立たしさを感じる援助者もいるが，そこにも致命的な誤解がある．彼らが平然としているのは，自傷行為という自己治療で「こころの痛み」を軽減した直後だからであって，けっして周囲の反応を楽しんでいるわけではない．こうした状況においては，しばしば援助者に陰性感情が生じるが，けっして患者にそれをみせてはならない．それまで築いた関係が一気に崩れ去り，治療に支

障をきたすからである．このような自傷行為に対しては，多職種での対応が基本となる．1人で抱え込まず，チームとして支援体制を構築することが重要である．いずれにせよ大切なのは，自傷行為という事態の本質を見誤らないことである．自傷を繰り返すのは，死にたいほど辛いことがあったからであり，援助に際しては，自傷行為の背景を常に考えることが求められる．

参考文献

1) 長崎県自殺対策専門委員会：長崎県自殺総合対策 相談対応のための手引き集 医療従事者用手引き，自殺未遂者への支援の方法．
https://www.pref.nagasaki.jp/shared/uploads/2013/10/1380687835.pdf
2) 日本臨床救急医学会(編)：自殺未遂患者への対応　救急外来(ER)・救急科・救命救急センターのスタッフのための手引き．
http://jsem.umin.ac.jp/about/jisatsu_tebiki0903.pdf
3) 日本精神科救急学会(編)：精神科救急医療ガイドライン(3)・自殺未遂者対応．
http://www.hannan.or.jp/jidoseishinka/pdf/120118_kohukata.pdf

〈鈴木將玄〉

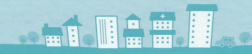

5 帰宅・退院のときの問題

はじめに

　2009年の統計では自殺による死亡が3万人(32,845人)を超え，交通事故死(4,914人)をはるかに凌いだ．うつ病対策も推進されて，2012年にはうつ病死亡者数は3万人(27,858人)を切ったものの(交通事故死は4,411人)，まだまだ自殺による死亡者数が多く，予断を許さない状態である．

　救急外来受診患者の5.4％はなんらかの精神疾患や精神障害を訴えており，約20％はうつ状態となっている．一方，忙しい救急外来には「自分はうつ病です」といって受診する患者は少ない．むしろ身体症状を主訴に来院することが多い．Gunnarsdottirらによると，救急退室時の最終診断がはっきりしない例が約20％あり，その範疇の患者が自殺をするハザード比は2.08と高くなる．また，最終診断が精神疾患の場合の自殺のハザード比は8.12，アルコール中毒の場合，自殺のハザード比は約30となる[1]．自殺予防の観点からも早期に介入するチャンスであり，救急で働く医師すべてが自殺のリスクに対して敏感になっておく必要がある．さらに帰宅させる場合には，具体的にどのようにフォローアップするかを決めておくことが不可欠である．

救急外来でのうつ病評価

　忙しい救急外来で，精神科の評価を行うのは時間がかかりすぎることは事実だが，むしろ精神科的評価に慣れていない，不得手であるという医師側の陰性感情が，一番の障害になっていると考える．うつ病評価の教育が普及されるべきであろう．とくに不定愁訴や診断がつかない場合，うつ病のスクリーニングを行う[2]．

　うつ病の診断基準の覚え方として"In SAD CAGES"というものがある(**表5-1**)．9項目中5項目以上が2週以上続いていればうつ病として，精神科にコンサルトする．救急受診患者の全例にこの9項目を調べるのは，たしかに時間がかかるが，まずはスクリーニングとして以下の2質問法を行う．

表5-1 うつ病の診断基準

In	Interest	興味・趣味
S	Sleep	睡眠低下(早朝覚醒，中途覚醒)，睡眠過多
A	Appetite	食欲低下，食欲過剰
D	Disphoric mood	落ち込み
C	Concentration	集中力
A	Agitation/Retardation —psychomotor	精神運動興奮／低下
G	Guilty	罪業妄想，無力感
E	Energy	エネルギー
S	Suicidal ideation	自殺念慮

9項目中5項目以上が2週間以上続けばうつ病．

質問1：過去1ヵ月間に興味や喜びの喪失(ほとんど毎日，ほとんど1日中の持続)
質問2：過去1ヵ月間に気分の落ち込み(ほとんど毎日，ほとんど1日中の持続)

　上記①，②のうち，どちらかが陽性の場合に，初めて9項目を調べるようにすればよい．①および②の両方がない場合はうつ病である可能性は低い．この2質問法の感度は96％，特異度は67％である．

　患者との会話で「食欲があるか」と聞くだけでは，「(無理して)食べている」という場合もあり，反対に食欲過剰もうつ病の症状である．したがって，「ご飯がおいしいかどうか」と聞くほうが理に適っている．さらに食欲低下や食欲増加が2週間以上持続し，1ヵ月に体重減少や増加(3kg以上)があれば陽性とする．また睡眠についても，少なすぎるもの，過剰すぎるものもともに異常であり，「ぐっすり眠れますか」と聞くほうがよい．精神運動障害(強い焦燥感・運動の制止)とは，「じっとしていられない」，または「動きが遅くなった」が2週間以上持続し，そのことを誰かに指摘された場合に陽性とする．

　死にたいかどうかをたずねることで，自殺が増えることはないので，救急外来で疑わしい場合は積極的に聞くようにする．ただあまりにも唐突な聞き方は，微妙な患者の心の機微に無頓着すぎる．唐突に「死にたいですか」と聞くのではなく，「こんなことがあってはいけないので，確認したいのですが……」，または「あまりにもつらいと，なくなってしまいたいとか，死んでしまいたいとか思うことがありますが，あなたの場合はいかがですか」などと聞くようにしたい．

表5-2 自殺関連質問

自殺念慮	頻度，強さ(今までで一番強い)，期間(48時間以内，1ヵ月以内)
計画性	時期，場所(人にみつかりにくい場所)，致死性(首吊り，飛び降り)，準備性(遺書，身辺整理，首吊り用のひもの購入)など
行 為	自殺未遂の既往，自殺を断念したことがあるか，リハーサル(首に縄をまいたなど)
意思の強さ	計画実行への意思，致死的手段の選択，死ぬ理由の確信

(文献3)より)

自殺したいといったら

どれくらい計画性があり，致死的であるかを評価して帰宅可能かどうかを判断する(**表5-2**)[3]．リストカットは一般には致死性は低いが，将来的に約10％は既遂に至るので，比較的安易に捉えやすいリストカットも，少なからずリスクがつきまとうためフォローアップが必要である．

ただうつ病と診断するだけでなく，躁エピソードの有無を確認しておきたい．精神科のプロでもなかなかマイナーなイベントであればみつけるのは難しいが，治療方針が大きく変わるため注意されたい．

自殺リスクを評価し，帰宅か精神科コンサルトかを決める
―SAD PERSONS scale has sad performance (表5-3)

Pattersonらにより1983年に提唱された"SAD PERSONS" scale[4]は，各1点として自殺リスクを評価する方法である．0～4点を低リスク，5～6点を中等度リスク，7～10点を高リスクと評価する．精神科を専門としない医師にとっては比較的覚えやすく使い勝手がよい．低リスクなら帰宅可能．中等度以上のリスクは精神科コンサルトが必要となる．ただし，Saundersらによる単一施設の研究では，SAD PERSONS scaleの特異度は90％以上あるものの，感度は2～6.6％しかなく役に立たないと報告している[5]．やはり機械的にチェックリストで調べるだけではなく，社会的背景や個人の事情(家族歴や経済事情など)など個別に評価していく必要があるのだろう．

Hockbergerらは各項目に1点または2点の重みづけを加えて，modified SAD PERSONS scaleを提唱した[6]．6点以上を入院のカットオフ値とした場合，感度94％，特異度71％で，5点以下の陰性的中率は95％であった．また，6～12ヵ月のフォローアップでは死亡例はなかった．

一方Boltonらは，自殺企図の再発予測にはSAD PERSONS scaleもmodified

表5-3 SAD PERSONS scale & modified SAD PERSONS scale

			Patterson (original)	Hockberger (modified)
S	Sex	男性は既遂自殺のリスク	1	1
A	Age	高齢者，思春期はハイリスク	1	1
D	Depression	うつ病．絶望感が強い	1	2
P	Previous attempt Psychiatric care	自殺企図の既往　精神科通院中	1	1
E	Ethanol use	アルコール・薬物乱用	1	1
R	Rational thinking loss	合理的思考の欠如．幻想や妄想	1	2
S	Social support deficit	社会的援助の欠如．援助されないという思い込み	1	1
O	Organized plan	具体的な自殺手段の想定，強い意志	1	2
N	No spouse	配偶者の欠如：別居，離婚，死別，未婚	1	1
S	Sickness	病気．とくに慢性消耗性疾患	1	2

Original＝0～4点：低リスク，5～6点：中等度リスク，7～10点：高リスク．
modified＝5点以下：低リスク(帰宅可)，6～8点：中等度リスク(精神科コンサルト)，9点以上：高リスク(入院加療)．

SAD PERSONS scale も全く役に立たなかったと報告している[7]．

　救急外来担当医にとって，リスクを把握するためにはこの SAD PERSONS scale は覚えやすく，役に立つものの，将来の自殺企図再発予測に有効であるというエビデンスには乏しい．そのため個別の評価も行いつつ精神科へのコンサルトを考慮していくほうがよいだろう．

帰宅：救急外来からどうつなげるか

　救急外来から帰宅可能と判断したとしても必ずしも自殺のリスクがゼロであるわけではなく，適宜フォローアップが必要になる．残念ながら一定の決まりはいまだ存在しない．

　帰宅前に，家族や仲のよい友人の協力を得るように患者に同意を得る．いざというときのためのアクションカードを作成して，どのように助けを求めるかを，本人と家族に具体的に指示しておく．

　かかりつけ医または精神科に紹介状を書くことはもちろんであるが，日中であれば患者の帰宅前に，自宅の電話に一本入れておくとよい．また精神健康福祉センターや保健所の保健師が個別訪問をするという試みを行っているところもある．

救急外来から自殺企図患者に，早めに手紙やポストカード，eメールやテキストメッセージを送ることで再発を低減したという報告があるが，長期的予防効果はまだ認められていない[8]．各病院でどのような方策をとるのか決めておくとよい．「指切りげんまん」で自殺をしないと約束させるのは，誤った安心感を得るだけで，自殺予防には全く役に立たない（「自殺しない契約」をめぐるジレンマおよび「ゆびきり」という儀式の意味については，別項p.8を参照のこと）．

参考文献

1) Gunnarsdottir OS, Rafnsson V：Non-causative discharge diagnosis from the emergency department and risk of suicide. J Emerg Med, 38（3）：286-292, 2010.
2) Ronquillo L, Minassian A, Vilke GM, et al：Literature-based recommendations for suicide assessment in the emergency department：a review. J Emerg Med, 43（5）：836-842, 2012.
3) Betz ME, Boudreaux ED：Managing suicidal patients in the emergency department. Ann Emerg Med, 67（2）：276-282, 2016.
4) Patterson WM, Dohn HH, Bird J, et al：Evaluation of suicidal patients：the SAD PERSONS scale. Psychosomatics, 24（4）：343-345, 348-349, 1983.
5) Saunders K, Brand F, Lascelles K, et al：The sad truth about SAD PERSONS Scale：an evaluation of its clinical utility in self-harm patients. Emerg Med J, 31（10）：796-798, 2014.
6) Hockberger RS, Rothstein RJ：Assessment of suicide potential by nonpsychiatrists using the SAD PERSONS score. J Emerg Med, 6（2）：99-107, 1988.
7) Bolton JM, Spiwak R, Sareen J：Predicting suicide attempts with the SAD PERSONS scale：a longitudinal analysis. J Clin Psychiatry, 73（6）：e735-741, 2012.
8) Inagaki M, Kawashima Y, Kawanishi C, et al：Interventions to prevent repeat suicidal behavior in patients admitted to an emergency department for a suicide attempt：a meta-analysis. J Affect Disord, 175：66-78, 2015.

〈林　寛之〉

Scene 3：一般身体科の病棟で

6 慢性疾患（糖尿病，循環器疾患，透析，慢性疼痛）と自殺

現状

　総務省と警察庁の統計によると，2014年の自殺者数は25,427人となり，3年連続で3万人を下回った[1]．原因・動機別にみると，健康問題による自殺者数は12,920人と過半数を占め，家庭問題（3,644人），経済・生活問題（4,144人）を上回り最多となっている．健康問題による自殺の原因・動機としてはうつ病，統合失調症などの精神疾患の割合が多いが，身体疾患や障害を苦にしてのケースもけっして少なくない（表6-1）．

　慢性疾患の患者においては，一般人口に比べて精神疾患への罹患や自殺のリスクが高まることも知られている．健康問題のなかでも最も割合の高いうつ病（うつ状態を含む）の有病率は，がんで13〜20％，脳血管障害で29〜36％，心不全で22％，糖尿病で11％，アルツハイマー型認知症で15〜63％，パーキンソン病で17％に上る[2]．精神疾患が合併することで，身体疾患の予後が悪化するという報告も多い．また，カナダ・オンタリオ州の住民を対象にした9年間の追跡調査によると，自殺リスクのオッズ比はうっ血性心不全1.73（95％信頼区間1.33〜2.24），慢性閉塞性肺疾患1.62（同1.37〜1.92），けいれん性疾患2.95（同1.89〜4.61），尿失禁2.02

表6-1　健康問題による自殺者数の内訳（2014）

原因・動機別	人数（人）
病気の悩み（身体の病気）	4,119
病気の悩み・影響	
うつ病	5,439
統合失調症	1,226
アルコール依存症	188
薬物乱用	63
その他の精神疾患	1,307
身体障害の悩み	310
その他	268
合計	12,920

（文献1）より抜粋）

(同1.29～3.17),不安障害4.65(同4.07～5.32),中等度の疼痛1.91(同1.66～2.20),重度の疼痛7.52(同4.93～11.46)などとなっている[3]．

このように,慢性疾患と精神疾患,慢性疾患と自殺には密接な関連がある．

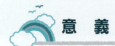
意　義

プライマリ・ケア医が自殺対策に取り組むべき理由として,以下のことがあげられる[4]．

- 地域と長年にわたって密接な関係をもっていて,地域の人々に受け入れられている．
- 地域や保健システムと強い絆を築きあげている．
- 精神科医療へのアクセスが不十分な地域において,しばしばプライマリ・ケア従事者が住民の精神保健に主要な役割を果たしている．
- 地域の事情を熟知しているため,家族,友人,あるいはさまざまな機関からサポートを得られやすい．
- 継続的なケアを実施できる立場にある．
- 問題を抱えた人々に対して保健サービスを提供する最初の立場にある．

自殺を考えている人間が患者として自分の前に現れるのかどうか,はっきりイメージをもてないかもしれない．しかし,平均すると45％の自殺既遂者が,自殺する以前の1ヵ月間にプライマリ・ケア従事者に相談しているという報告[5]がある．プライマリ・ケア医にとって,自殺のリスクが高い患者を評価し,適切に対処し,自殺を予防することは重要な役割である．

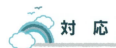
対　応

患者自らが「死にたい」と医師に訴え出ることは,たとえ信頼と継続性に裏打ちされたプライマリ・ケアにおける患者と医師の関係性のなかであっても告げにくい事柄であり,医師が積極的に介入することが必須である．身体疾患と精神疾患(または精神症状)の合併が明らかな場合,両疾患のコントロールが崩れている,とくに精神症状の悪化がみられる場合には自殺のリスクが高まっていると考えてアプローチする．精神疾患を合併していない場合,自殺のリスクはそれほど高くないと考えるのが一般的だが,予防的アプローチという観点ではプライマリ・ケア医の本領発揮ともいえる．慢性疾患の外来においては,患者の状態が安定していることが患者・医師双方の前提

になっていることも多く，外来における「モード」の切り替えが必要になる．

後遺障害や慢性疼痛が，精神疾患の罹患や希死念慮の要因となる

前述のように，慢性疾患患者におけるうつ状態・うつ病の罹患率は高い．後遺障害や慢性疼痛による身体的・精神的苦痛がある患者では，うつ病をはじめとした精神疾患の合併を念頭に置く．とくに，生活状況の最近の変化を伴う，疾患・障害の受容が難しい，周囲のサポートが不十分，などの場合には十分な検討が必要である．薬物療法や精神療法はもちろん基本であるが，療養環境の整備や，他職種との連携などが本人の精神状態へ好影響を与えることも多く，プライマリ・ケア医の役割は非常に大きい．

> **CASE1**
> 急性冠症候群による突然の心肺停止から生還し，順調に回復したものの外出が困難となったため訪問診療導入となった高齢女性．もともと経済力も行動力もあった本人にとっては喪失感が大きく，「今すぐ死にたい」，「薬を飲まなくなればおしまいになりますか」という発言を繰り返すようになった．うつや認知症を疑う症状はなく，身体機能の低下に伴う生きがいの喪失，スピリチュアルペインのため希死念慮をきたしたと判断した．希死念慮そのものは具体性がなく，現状への不満を表明する一種のコミュニケーションという側面もあり，うつ病としての治療は行わず，訪問時の傾聴と，療養環境の調整を行うこととした．

精神状態によって慢性疾患のコントロールが影響を受ける

慢性疾患をコントロールするためには，食事や運動，服薬，疾患への理解など幅広い介入が必要であり，精神状態が不安定だと身体疾患のコントロールも悪化しやすい．両者のバランスを取りながら治療の優先順位を決める，介入レベルを変えるなどの方法を検討しなければならない．両者ともコントロールが悪化し，患者本人のself-esteemが低下してしまうと，希死念慮が生じることもあり得る．

> **CASE2**
> 2型糖尿病と双極性障害を合併した若い男性．糖尿病の治療は筆者が，双極性障害の治療は精神科医が担当していたが，うつが悪化するとほとんど引きこもってしまい体重が増加する，逆に躁転すると運動量も増えるが食思亢進や酒量増加が出やすくなるなど，慢性疾患のコントロールに難渋することが多く，とくにうつ状態のときにHbA1cが高くなると精神的にも落ち込む様子がみられた．外来では，精神状態を毎回本人に確認しながら，糖尿病治療のための生活制限が双極性障害

に与える影響を考慮しながら指導を行った．

社会生活上のストレスを定期的にアセスメントする

　慢性疾患の継続診療においては，患者がさまざまなライフイベントに遭遇することがあり，そのことが心身の健康状態に影響を及ぼす．たとえば，勤労者において，ストレスを点数化した研究（**表6-2**）があるが，ここに列挙されたような生活上のストレス要因を早期に把握することで，精神疾患の予防的介入が可能になる．

> **CASE3**
> 　気管支喘息で通院中の中年男性．ここ数年は疾患コントロール良好であったが，あるとき喘息発作が頻発するようになった．本人に事情をたずねたところ，もともと家族関係のトラブルを抱えており，その家族との対立関係が深まるにつれて不眠や食思不振が出現，同時期に喘息発作が起こるようになったとのことであった．喘息治療をステップアップすると同時に，少量の抗うつ薬を開始して安定化を図ることができた．

器質疾患として説明のつかない身体症状を訴えている

　当然ながら，精神疾患への罹患は自殺のリスクを高めると考えられる．安定した慢性疾患の患者が新規の症状を訴え，これが積極的に身体疾患を疑うものでなさそうな

表6-2　勤労者のストレス点数（10位まで）

順位	ライフイベント	ストレス点数
1	配偶者の死	83
2	会社の倒産	74
3	親族の死	73
4	離婚	72
5	夫婦の別居	67
6	会社を変わる	64
7	自分の病気や怪我	62
8	多忙による心身の疲労	62
9	300万円以上の借金	61
10	仕事上のミス	61

（文献6）より）

表6-3 自殺のリスクの高い患者にみられる因子

既往歴・家族歴	社会経済的因子	最近のストレッサー
精神疾患（うつ病，統合失調症，アルコール依存症，人格障害）	離別，死別，単身者	家族や親しい者との別居，死別
身体疾患（とくに中等度以上の疼痛を伴う場合）	社会的孤立	家族の問題
自殺未遂歴	失業，退職	転職，経済的な問題
精神疾患の家族歴	幼児期の死別体験	親しい人間からの拒絶

場合，精神疾患の併存について丁寧に確認していく必要がある．そのなかで，希死念慮について評価していく．

スクリーニングとしての自殺対策

アメリカ糖尿病学会は，2型糖尿病患者に対して心理社会的問題のスクリーニングを定期的に行うことを推奨している[7]．アメリカ心臓協会でも，心疾患患者に対するうつのスクリーニングを推奨している[8]．精神疾患の合併が高いと思われる疾患については，診療システムとしてスクリーニングを組み込むという方法もある．必ずしも医師限定ではなく，看護師など他職種でも施行可能なものにすることもポイントである．

どのような患者を自殺の高リスクとして考えるかについては，既往歴，家族歴，社会経済的因子，最近のストレッサーなどから絞り込むとよい（**表6-3**）．

希死念慮がある患者への対処

漠然と自殺を考えている程度の場合，計画や方法について聴取する．すぐに精神科に紹介する必要はない．希死念慮と精神障害の両方がある，きわめて深刻な人生のストレスに見舞われた，不安焦燥感が強い，自殺企図の既往がある，などの場合は精神科に紹介する．自殺をしないよう約束を交わすことは重要である．

参考文献

1) 平成26年中における自殺の概要．内閣府ホームページ（2015年5月2日確認）
   http://www8.cao.go.jp/jisatsutaisaku/toukei/h26.html
2) 伊藤弘人，樋口輝彦：身体疾患管理とメンタルケアの統合に向けて—国立高度専門医療研究センターによるナショナルプロジェクト．週刊医学界新聞．第3045号，2013．
3) Juurlink DN, Herrmann N, Szalai JP, et al：Medical illness and the risk of Suicide in the elderly. Arch Intern Med, 164（11）：1179-1184, 2004.
   http://archinte.jamanetwork.com/article.aspx?articleid=217074
4) World Health Organization：Preventing Suicide：A Resource for General Physicians. Geneva, 2000.
   http://whqlibdoc.who.int/hq/2000/WHO_MNH_MBD_00.1.pdf?ua=1

5) Luoma JB, Martin CE, Pearson JL：Contact with mental health and primary care providers before suicide：A review of the evidence. Am J Psychiat, 159（6）：909-916, 2002.
   http://ajp.psychiatryonline.org/doi/10.1176/appi.ajp.159.6.909
6) 夏目　誠, 村田　弘, 杉本寛治, 他：「勤労者におけるストレス評価法（第1報）―点数法によるストレス度の自己評価の試み―. 産業医学, 30；266-279, 1988.
7) American Diabetes Association：Standards of medical care in diabetes 2015. Diabetes Care, 38（supple. 1）, 2015.
8) Lichtman JH, Bigger JT Jr, Blumenthal JA, et al：Depression and coronary heart disease：recommendations for screening, referral, and treatment：a science advisory from the American Heart Association Prevention Committee of the Council on Cardiovascular Nursing, Council on Clinical Cardiology, Council on Epidemiology and Prevention, and Interdisciplinary Council on Quality of Care and Outcomes Research：endorsed by the American Psychiatric Association. Circulation, 118（17）：1768-1775, 2008.

（喜瀬守人）

Scene3：一般身体科の病棟で

7　がん（緩和ケア含む），うつと自殺

はじめに

　30年間の外科医生活の中で身体疾患の治療後に自殺を図った患者を直接・間接に経験してきた．その多くはがん患者であり，予後への不安感のみならず術後の身体機能障害，慢性疼痛の存在，時に術前より精神障害を合併していた．ヘルニアなどいわゆる良性疾患治療後に自殺念慮をもった患者もまれではあるが経験した．また共感，傾聴といった医師としての基本となる技量がなかったことを思い知らされた症例もあった．手術を行う立場の一般臨床医として自己の経験を交えながら文献的に考察し，身体疾患治療後の患者に希死念慮を引き起こす条件と対応を明らかにしてみたい．

がん

がん告知からの期間の影響

　がん患者の自殺率は一般に比して約2倍と報告されている．診断からの時間経過に関しては，早い時期ほど危険で1週間以内の自殺の相対リスクは12.6との報告もある．興味深いことに，この時期は心筋梗塞などによる循環器系の死亡率も同じように高いことが報告されている．がんの告知から1週間以内のストレスというのは，肉体的にも大きな影響を与えるほどであることを示しており，当然のことながらがん患者の自殺予防のためにはきわめて重要な時期である．この危険な時期を乗り切るとその後，自殺の相対リスクは時間とともに減少し1年後には3.1となる．さらに5年を過ぎると再発の可能性も減ることから，多くのがん種では自殺率は低くなる[1]．しかし乳がんは別で25年経っても自殺率の減少がみられないようである．乳がんの予後は良好であり，それゆえそもそも自殺率が高いがんではない．しかしながら術後10年経ても致命的な再発リスクがわずかながら認められる[2]．主治医も乳がん患者に再発の可能性を長期間にわたって説明せざるを得ず，乳房喪失という身体的な変化に加えて再発への不安感が続くことが長期間にわたる自殺念慮の原因になっている可能性がある．

がん種別による違い

　予後の悪い種類，日常生活への障害の大きいがんほど自殺率が高く，頭頸部がん，

Part1. 自殺と向き合う

表7-1　全がん協部位別臨床病期別5年相対生存率(2004〜2007年診断症例)より

生存率(%)	Stege				全体の生存率	手術症例生存率
	Ⅰ	Ⅱ	Ⅲ	Ⅳ		
喉頭がん	97.8	84.9	82.2	46.4	79.8	77.9
肺がん	82.9	48.2	22.1	4.9	43.8	77.1
食道がん	85.4	51.3	26.6	11.6	42.4	53.4
胃がん	97.2	65.7	47.1	7.2	73.0	77.2
大腸がん	99.0	90.8	81.6	18.1	75.8	78.8
膵がん	40.5	18.2	6.3	1.6	9.2	22.4
乳がん	99.9	95.2	79.5	32.6	92.9	95.4
甲状腺がん	100	100	98.9	71.2	91.5	95.2
前立腺がん	100	100	100	62.0	100	100

　肺がんに引き続き胃がん，食道がん，膵臓がんなどは相対リスクが8〜16との報告もある[3]．肺がん患者に自殺者が多いのは多数の報告に共通しているが，その理由は予後の重大さによるとされている．呼吸機能などのQOL低下の影響も指摘されており，肺がんに罹患後，25％の患者がうつに罹患すると報告されている．

　頭頸部がんも厳しく，予後の悪さに加えて見た目の問題，発声，嚥下，呼吸などの機能障害がうつの発生や自殺率の高さの原因になっている．

　膵臓がんも自殺率が高く，とくに男性でしかも治療法として手術を選択した症例に自殺率が高い．全国がん(成人病)センター協議会の資料(**表7-1**)によれば膵臓がんと診断された患者の50％以上はすでにstage Ⅳにまで進行しており，しかもその5年生存率はわずか1.6％である．罹患患者全体の生存率は9.2％，手術を受けても22.4％にしかならない．罹患患者全体の生存率が10％を切るがんは膵臓がんだけであり救いがない．この情報をweb上で見ることができることの是非はおいても，膵臓がんの診断を受けること，イコール死に直結するということを誰しもが受け止めざるを得ない．治療法の選択にも問題がある．膵臓がんの手術治療を受けた患者は放射線治療を受けた群に比べて自殺率が3倍となる．もちろん治療法の選択はその有効性を主な基準にして選ぶわけで，自殺率が高いからといって有効な手術を敬遠するわけにはいかない．筆者も膵臓がんに対して多くの手術を行ってきたが，腹部外科のなかでは手術侵襲が最も高く，合併症もきわめて多い．その結果として患者の受ける強い不安感などを考えれば，メンタル面のサポートが欠かせない術式と実感している．

　それに比較して甲状腺がん，前立腺がん，大腸がんなどは相対リスクが2〜4に留まる[1]．これらのがんは予後が比較的良好(甲状腺がん，前立腺がんは5年生存率90％以上，大腸がん75％)であるし，日常生活への障害も納得できる範囲に留まる

ことが多い．乳がんに関しては報告によって自殺率に違いがあるが，先に述べたように一般に低いようである．

がん進行度の影響

早期がんに比べると進行がんの患者で自殺のリスクは高くなる．早期がんでは一般対照群に比べて1.5倍程度の増加で済むが，遠隔転移を伴うような進行がんでは4倍を超えるとの報告もある．

一般に想像されるように予想される生命予後や手術侵襲が悪ければ悪いほど自殺率が高い状況は明らかであり，このような状況はおそらくがん治療に限らず，事故なども含めた多くの身体疾患治療に共通していえることなのではないかと思われる．

術後の身体機能障害

がん治療では再発への不安だけが問題になるわけではない．頭頸部，咽喉頭がんにみられるように術後の身体機能障害も大きな問題を引き起こす．自験例では胃がん術後，5年生存を得たにもかかわらず自殺した症例を経験した．原因は体重減少であった．胃切除は本人の意思にかかわらず食事摂取不良をもたらし，体重減少を招く．通常，幽門側胃切除術後で5％，胃全摘術後で10％程度の減少は避けられないが，元の体重に戻ることはまれである．また体重減少の原因には食事摂取不良のみでなく，いわゆる消化機能不全からくる長期間の下痢もある．

> **CASE①**
>
> 60代，男性．胆のう摘出術と大腸切除術の既往がある．胃がんに対して胃全摘術を行ったところ4ヵ月にわたって脂肪性の下痢が続いた．術前に比べて10kg以上の体重減少がみられ，またわずかに脂肪の多い食事で下痢が誘発されたためそのコントロールに難渋した．最終的には強力な膵消化酵素補充薬であるパンクレリパーゼ(リパクレオン®)を処方することで下痢を改善し体重を戻すことができた．

この患者の病悩期間における眉間の深い縦じわや表情の暗さと，改善してからの明るい表情の差は印象的であった．

> **CASE②**
>
> 長期生存を得た食道がん患者(70代，男性)でも体重減少が原因の抑うつを経験した．再建腸管壊死，がん再発を，度重なる手術，放射線治療で乗り越えた方であるが，年齢とともに消化機能不全が発生し経口摂取が減少した．受診時の悲観

的な会話内容，何をやっても楽しくなさそう，顔つきが暗いということでうつ病を疑い精神科へ紹介することができた．受診後は明るい表情になっていただけた．

　このような術後の身体機能障害は，とくに高齢者では致死的な疾患が起きているのではないかという不安を高めるようで，それを苦にしての抑うつ，希死念慮があり得る．
　術後の身体機能障害に関して文献的には，再発のない胃がん術後症例でうつは44％に認められ，自殺を考えたことがある患者は34.7％もいるといった報告もある．その誘因には痩せ，長期の下痢，倦怠感，不眠などが含まれていたと解析されている[4]．肺がんでは呼吸苦が大きな誘因と報告されている．しかし身体機能障害といっても乳がんの場合の乳房全摘術と乳房温存術の間には自殺率の差は認められていない．女性にとってはきわめて大きな問題であろうと思うが，案外抑うつの原因にはならないのかもしれない．

疼痛

　疼痛は抑うつの誘因であるが，痛みが続く状況では告知や診療行為が自殺企図のきっかけになることがあり注意が必要である．

> **CASE③**
> 　60代，男性．大腸がん術後に縫合不全を合併した症例の経験がつらかった．当時，腹痛，発熱，食事摂取不良がみられていた．十分な症状の改善が得られる前であったが，病理結果がもたらされたため主治医より予後と治療方針，そして抗がん薬治療を追加する旨の説明を受けた．その当日夜に病院の窓から飛び降り自殺．

　このケースでは術後経過が思わしくなく疼痛も続いたことで，自殺念慮を抱いていたものと思われる．そこに病状説明というきっかけがもたらされ自殺企図に至ったと考えられる．
　同様のケースはがん以外の慢性疼痛の患者の場合にもあり得る．とくに高齢者では腰痛症，坐骨神経痛，強直性脊椎炎，関節リウマチ，痛風などの筋骨格系疾患にともなう疼痛からの解放手段として自殺を選択する可能性が指摘されている．

> **CASE④**
> 　80代，男性．脊柱管狭窄症による疼痛コントロールがつかないため，たまたま発症した鼠径ヘルニアが疼痛の原因ではないかと思い込み，手術を希望してきた．この患者では鼠径ヘルニアの嵌頓リスクもあったため根治術を行った．当然，主

治医からヘルニアを手術しても疼痛は改善しないだろうと説明されていた．はたしてヘルニアは完治したが，疼痛は改善せず退院後2週目に自殺した．

報告例では帯状疱疹後神経痛や前立腺がんでの多発骨転移による疼痛患者のケースがある．いずれも疼痛コントロールがうまくいっていないという状況があって，期待していた次の病院でも鎮痛できないとか転院を勧められたことなどがきっかけになって自殺企図に至っている[5]．

長期の痛みによって自殺念慮が存在したところに，期待が裏切られることで発作的に破局的思考に陥り自殺企図に至ることがあり，予後告知などはタイミングを考慮して行うべきと思われる．逆にペインクリニックの協力も得てオピオイドなどを積極的に使用し，鎮痛を十分に図ることでこのような自殺企図を減らすことができる可能性がある．鎮痛薬を十分使うことで，痛みによる眉間のしわが消え睡眠時間も増えて明らかに抑うつ的な表情が改善するのは多くの医師が経験するところであろう．

うつの併存

うつをはじめとした精神障害がもともと並存していた場合や，がんの経過観察中にうつが発症した場合は自殺念慮のリスクが上昇するとされている．がん患者の約30～40％にうつ病,適応障害が合併するとの報告もある．うつの合併はがん種によって差があるようで，大腸がんでは20％であるが，膵臓がんに至っては76％という報告もある．このような状況のなか，幸いなことにがん治療後の自殺率が年々減少しているとの報告がある．減少に貢献している要因として著者のHemらは，精神科におけるうつの治療が年代ごとに改善していることが大きいと考察している[6]．これには精神科への受診機会が増えていることも貢献しているだろう．したがって急性期疾患を担当する医師にとって，自殺を減らすために重要なのは身体機能障害の改善や疼痛コントロール以外に，自分で診療した患者のうつを見抜き専門医に紹介することである．

しかしわれわれ外科医がうつを見抜くのは時に難しい．一般にうつの診断にDSM基準，①悲しみや空虚感等の抑うつ気分　②興味，喜びの著しい減退　③体重減少や体重増加，食欲減退や食欲増加　④不眠や睡眠過多　⑤精神運動性の焦燥や制止　⑥易疲労性や気力の減退　⑦無価値観や過剰であるか不適切な罪悪感　⑧思考力や集中力の減退，決断困難　⑨死についての反復思考が使われているが，場合によっては用いづらい時がある．筆者の専門である消化器外科では体重減少や食欲低下，不眠，易疲労性，思考力や集中力の減退といったDSM評価項目は通常の術後経過でほぼ必ずみられる症状であり，うつとの鑑別には使えない．

外科医が術後患者のうつに気づくためには，むしろEndicott診断基準[7]が適当であるように思われる．①抑うつ気分　②興味・喜びがない　③精神運動制止または焦燥　④無価値感・罪悪感　⑤希死念慮　⑥心配・抑うつ的な表情　⑦引きこもりまたは会話数の減少　⑧くよくよ悲観的　⑨簡単には反応しない，といった前述の胃がんや食道がん患者のケースでのように外来や病棟でおかしいなと思える所見がちりばめられている．疑うことができれば精神科医と連携でき，同時に原因となった身体的な状況にも対処を開始することが可能となる．

さらに家族，社会歴もうつに気づく参考になり得る．身体疾患治療後の経済面も含めた社会的サポートの欠如はうつや自殺念慮のリスクを高めると報告されている．個人的な印象では男性であれば妻がいる，女性であれば娘が同居している場合は安心感がある．文献的にも独身であったり，離婚していると自殺率は2〜4倍になると報告されている．しかしながら，夫と死別した女性では自殺率は上昇していない．

緩和ケア中の患者

緩和ケアにおいては，今まで述べた疼痛，うつの合併，身体機能障害とともに予後を知らされていることからくる希望のなさ，周囲からの援助のなさ，自身の存在意義の喪失感などが希死念慮と関連している．これは安楽死を希望する姿勢とつながる．

> **CASE⑤**
> 70代，男性．肝細胞がんに対して肝右葉切除術後であったが腹水が貯留し腹膜播種再発と診断された．化学療法も効かず腹部膨満が強いため入院のうえ，緩和ケアとして繰り返し腹水を抜いていた．当時強い痛みの訴えはなかった．
> 職業は漁師で同居する家族はいたが，趣味らしい趣味もなく無口な方であった．入院中はおとなしく，自分から何か訴えるようなタイプではなかった．
> ながらく入院生活が続いたが，ある日，外泊を希望された．少し元気になったかなと喜んでいたが，予定日になっても帰院せず，その後，仕事場であった港湾で自殺しているのが発見された．

痛みこそ軽かったであろうが，うつ，腹水による膨満感，予後を知っていることから容易に自殺企図に至ったのであろう．仕事場である港湾を選んで入水自殺したことから，自分の存在意義の喪失感を抱えていたことがうかがえる．

緩和ケアにおけるこのようなケースはなにもがん患者に限るわけではない．透析中の末期腎不全患者の27％，進行したパーキンソン病の20〜40％，末期心不全患者にも22〜46％と高頻度にうつがみられる．死を意識した患者に寄り添い，コミュニ

ケーションをはかり患者の希望を支える姿勢と抗うつ薬の投与閾値を下げること，主治医のみでなく精神科医の応援も要請できる環境が必要なのであろう．

傾聴する医師の姿勢

特殊な例かもしれないが，治癒可能ながんの治療を拒否されたことがある．

> **CASE⑥**
> 40代，女性．過去に胃潰瘍で胃切除を受けた既往がある．今回，残胃がんを指摘され内科医より治療目的に紹介されてきた．それほど進行しておらず根治可能であることを説明し手術をお勧めしたが治療は受けないとの一点張りであった．他院に移ってでも構わないので手術を受けてくださいと説得したが，化学療法すら拒否された．精神疾患があるようには見受けられず，きわめて温厚で常識的な方に思えた．結局，がん死された．

20年以上前の経験で筆者も卒後10年にも満たず，彼女の治療拒否に対してはひたすら困惑し，ただただ「このままでは，がん死してしまいますよ」などと繰り返すだけであったと思う．以前の手術がひどく大変であったからか，彼女の人生経験にいかなる計り知れぬ問題があったのか，当時の筆者にはそれを聞き出す能力はなかった．がんに罹患したことをきっかけに死を望む姿勢に対して「死にたいと思うくらいつらい気持ちを抱えているのですね」といいながら共感するなどということもできなかった．外科医を30年間行ってきても，今なら彼女を救える（手術をしてもしなくても）と断言はできない．ただ当時よりも患者の訴えを聞き続けることはできると思う．「患者のもつ想いに耳を傾け，そのつらさや不安を理解する，または理解しようとする姿勢自体こそが，患者の苦痛を和らげるケアとなり得る」と書かれたすぐれた精神科医の論文を読ませていただく機会があった[8]．このような姿勢は急性期疾患を扱う医師にとって専門の治療技術とともに身につけておくべきものであろう．

おわりに

われわれ外科医の行う治療は，時に耐え難い身体的障害をもたらす．その代わり，時にわずかばかりの期間であることもあるのだが，生きる時間を確保することになる．それは自殺企図を実行することのできる期間でもある．予後の悪い疾患（膵臓がん，食道がんなど），生存を得ていても再発におびえる期間の長い乳がん，食事摂取不良，下痢，呼吸苦などの身体障害をきたすがんはもちろん，慢性痛などが存在している場合は良性疾患でも希死念慮を抱いている可能性があり症状の改善に努めるべきであ

る．またそのような場合の治療計画，病状説明についてはタイミングと家庭環境に配慮すべきである．抑うつ気分に至っていないか，表情をはじめとして患者の観察とその想いを傾聴するように心がけることで自殺を避けるよう努力したい．

参考文献

1) Fang F, Fall K, Mittleman MA, et al：Suicide and cardiovascular death after a cancer diagnosis. N Engl J Med, 366(14)：1310-1318, 2012.
2) Schairer C, Brown LM, Chen BE, et al：Suicide after breast cancer：an international population-based study of 723, 810 women. J Natl Cancer Inst, 98(19)：1416-1419, 2006.
3) Misono S, Weiss NS, Fann JR, et al：Incidence of suicide in persons with cancer.J Clin Oncol, 26(29)：4731-4738, 2008.
4) Choi YN, Kim YA, Yun YH, et al：Suicide ideation in stomach cancer survivors and possible risk factors. Support Care Cancer, 22(2)：331-337, 2014.
5) 木村　健：帯状疱疹後神経痛で自殺を企図した1症例. 日本ペインクリニック学会誌, 19(1)：40-43, 2012.
6) Hem E, Loge JH, Haldorsen T, et al：Suicide risk in cancer patients from 1960 to 1999. J Clin Oncol, 22(20)：4209-4216, 2004.
7) 保坂　隆：緩和ケアにおける心身問題. 臨床精神医学, 43(3)：305-312, 2014.
8) 菊池未紗子：がん患者にみられる通常の心理反応と精神疾患 死にたいと訴える患者. 薬事, 55(12)：49-53, 2013.

（山岸文範）

Scene4：老人介護施設／在宅訪問診療で

8 高齢者がうつ・自殺に傾くとき
― 老年精神医学の3Dからのアプローチ ―

はじめに

　わが国の世帯数は増加傾向にあるが，増加した世帯数の大半は高齢者の単独世帯と夫婦のみの世帯である．高齢者は慢性疾患を抱えやすく通院の機会も多いが，加齢過程の種々の問題を契機に，援助が受けられず通院が困難となる事例も少なくない．今後は高齢者施設での訪問診療や在宅訪問診療が一般化するなか，孤立した高齢者のこころの問題への取り組みも急務といえる．

　本項ではプライマリ・ケアにおける老年精神医学のミニマムを示し，医療者に求められる高齢患者のこころに寄り添う医療の実践について論じたい．

超高齢社会の特性に配慮したこころのケアの実践に当たって

　総人口に対し65歳以上の高齢者が占める割合を高齢化率と呼び，それが21％を越えた場合は超高齢社会と定義されている．わが国では2007年に達成し，2014年次の高齢化率は26％に至り，なかでも75歳以上の後期高齢化率が12.5％と極めて高いことが特徴である．2060年には，65歳以上の高齢者は2.5人に1人が該当し，75歳以上の高齢者も4人に1人となる社会が想定されており，それに備えた社会制度と医療の整備が求められている[1]．

　加齢過程で遭遇する喪失体験，すなわち老化や身体疾患による自信の喪失，社会や家庭での役割を失うことによるアイデンティティの喪失，家族や友人との死別に伴う関係性の喪失などにより，高齢者はうつ状態をはじめとするこころの問題に直面する機会が多い．一方，高齢者は認知症を発症したり，全身状態の悪化によりせん妄を呈したりすることが知られており，うつ病，認知症，せん妄は高齢者のコモンディジーズともいえるが，その鑑別は高齢者の事例こそ難しい．いずれも適切な介入がなされないと事故につながることもあり，うつ病の場合は最悪自殺に至ることさえある．

　高齢者の病状悪化の際には，適切な身体疾患の診断に加え，薬物相互作用や離脱，肝・腎機能の低下などを考慮した服用薬による有害事象の評価が重要である．うつ状態，認知症，せん妄のいずれにおいても，原因疾患の治療や処方薬の整理により改善する例は多い．複数の医師がかかわる事例こそ包括的な検討を要するが，患者の有益

性を最優先に医療者間での遠慮を乗り越えたプライマリ・ケアでの適切な行動が，医療者および支援者に期待されている．

高齢者がほかの年代に比して自殺率が高いことは広く知られているが，わが国では自殺者の25％が65歳以上の高齢者である．また，日本の自殺対策に詳しい高橋[2]は，高齢者は若年者に比べ自殺の決意が固く，若年者の既遂率が1/100〜200に対し，高齢者では1/4と際立って高く，「救いを求める叫び」といった予兆が発せられないことを指摘している．また，自殺とうつ病との関連は重要であるが，高齢者のうつ病では抑うつ気分や精神運動抑制，不安・焦燥といった定型的なうつ症状が目立たず，身体面での症状すなわち不定愁訴が前景となり，うつ病が見逃されやすいことは古くから指摘されていた．警察庁の調査でも，自殺の動機の第1位は健康問題で，第2位の経済・生活問題を大きく引き離しており，この傾向は長年変わることはない．高齢者の身体愁訴が自殺の危険因子に該当することを，すべての医療者に留意いただきたい．

老年精神医学の3D

アメリカのプライマリ・ケア医は，地域医療におけるコミュニティでの中心的役割を担っている．長年の診療を通じた地域とのかかわりのなかで，患者の老化に伴う諸問題にも順応し，担当患者が60歳を越えた際に何らかの精神面の問題が疑われたときには，「老年精神医学の3D」[3]に留意するという（図8-1）．3Dとは，Depression（うつ病），Dementia（認知症），Delirium（せん妄）を意味している．診療上で重要な点は，3項対立という鑑別診断的理解ではなく，それぞれの併存，すなわち3つの病態の重なりにも配慮した対応を3Dが促していることである．身長・体重・腹囲でプロフィールを表現するように，うつ病・認知症・せん妄のリスクをそれぞれ評価する習慣を身につけていただきたい．

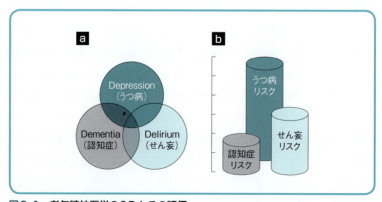

図8-1　老年精神医学の3Dとその評価

たとえば，うつ病の既往を有する20年来の高血圧患者について，66歳時に家族から倦怠感に加え健忘や気力の低下についての相談を受けた場面を想像してほしい．加齢過程で併発し得る認知症も疑われるが，その前に最近処方したβブロッカーなど薬剤の影響や新たな身体疾患によるせん妄の可能性，低栄養やアルコール依存の問題も見逃せない．既往歴からは，抑制症状を前景としたうつ病の再発なども考慮する必要がある．

　アルツハイマー型認知症であれば，改訂長谷川式簡易知能評価スケールの3単語の想起の失敗による遅延再生障害の存在が，画像診断の導入契機となる．簡易法では，「桜・猫・電車」の3単語の想起を前提に患者に記憶を促し，一度再生を確認する．次に100から7の連続引き算と，数字の3桁，4桁の逆唱で注意を1度逸らし，その後に先ほどの3単語の想起を評価する．なお，連続引き算や数字の逆唱は注意の集中を確認しており，その失敗は低活動型せん妄のような軽度の意識障害を支持する所見となる．うつ病の診断に当たっては，こうした器質的疾患の除外が前提となるが，3Dはうつ病・認知症・せん妄を同時に吟味する態度を医療者に求めている．

自殺対策を含めた高齢者のこころのケア

　適切な診療を行っても解決しない愁訴には，2質問法といううつ病のスクリーニングテスト（**表8-1**）が有用であり，最近では職域メンタルヘルスにおいても汎用されている[4]．この1ヵ月間の抑うつ気分や興味・喜びの低下を確認するもので，1つでも該当すればうつ病を疑う．

　また，高齢者のうつ病患者では，自殺のリスク評価も重要である．身体症状を抱えた病者の苦悩に耳を傾け，患者をねぎらい，「体調が優れない時期が長く続くと，生きていることがつらくなる方が多いが，あなたの場合はいかがでしょうか」と躊躇なくたずねていただきたい．自殺について患者と話し合うことは自殺リスクを軽減するため，WHOの自殺対応マニュアルでも推奨している．その際には，現状の問題を解決できる方法があること，信頼できる精神科医・心療内科医を紹介できることを伝え

表8-1　2質問法

以下の質問にお答えください（当てはまるほうに○をつけてください）
①**この1ヵ月間**，気分が沈んだり，憂うつな気持ちになったりすることがよくありましたか． 　　A　は　い　　　B　いいえ
②**この1ヵ月間**，どうも物事に対して興味がわかない，あるいは心から楽しめない感じがよくありましたか． 　　A　は　い　　　B　いいえ

ていただきたい．当初は拒否的な患者も，次回の診察時に再度話題を取りあげ，粘り強く提案してみるとよい．高齢者の身体症状にとらわれるうつ病は，仮面うつ病として古くから知られているが，抗うつ薬への反応が乏しく，電気けいれん療法に反応するという特徴もあり，専門医への紹介が望ましい．

　高齢者への自殺対策としては，いわゆる秋田モデルが有名である．地域をあげて患者とのかかわりを強調し，経済的・生活問題に悩む自殺死亡者数を減少させた．一方，健康面の問題に関しては，いまだ好例は見出されていない．孤立した高齢者と接する機会の多い医師・医療従事者のみならず，各種訪問サービスを通じて患者と接する関係者との連携に期待が膨らむ．高齢者の尊厳を重視し，患者が大切にしていること，楽しみにしていること，当面の生活でこれがよくなると嬉しいことなど，周囲が高齢者に関心を向けていることを示すことが，孤立しやすい高齢者を抱える超高齢化社会のわが国には不可欠である．

参考文献

1) 内閣府：平成26年度 高齢化の状況及び高齢社会対策の実施状況．平成27年版高齢社会白書(概要版), 2015.
http://www8.cao.go.jp/kourei/whitepaper/w-2015/html/gaiyou/index.html
2) 高橋祥友：高齢者の自殺．自殺の心理学, 講談社, 東京, 1997.
3) Schneider RK, Levenson JL (著)：認知(器質性)障害と老年精神医学．ACP 内科医のための「こころの診かた」―ここから始める！ あなたの心療, 井出広幸, 内藤　宏(監訳), PIPC研究会(訳), 丸善出版, 東京, 245-263, 2009.
4) 内藤　宏：気分障害(非定型うつ病などを含む)．ここが知りたい 職場のメンタルヘルスケア ―精神医学の知識＆精神医療の連携法, 日本産業精神保健学会(編), 南山堂, 東京, 94-112, 2011.

（内藤　宏）

scene5：精神科クリニック・病院で

9 自殺に傾いた人に対する精神科医の初期介入

はじめに

　1998年以降の自殺の流行以来，精神医学的見地から自殺が語られることが多くなった．それにはDSM-Ⅲの普及もあるが，自殺が「社会的な病い」として認識されるようになったことが大きい．現在，自殺関連問題は，わが国における喫緊の課題の1つである．自殺の動機が常に「健康問題」であることからすると，自殺関連問題はけっして精神科医だけで解決できるものではなく，プライマリ・ケア医が果たす役割は非常に大きい．

　本項では，自殺に傾いた人に対する精神科医が行う初期介入に関して，プライマリ・ケアの現場においても重要となるポイントを言及したい．

自傷行為と自殺未遂

　「自傷行為はアピール目的であり，危険性は低いためそれほど気にしなくてもよい」．巷ではこのような言説がまことしやかに流布され，医療の現場，そして自殺対策事業に従事する人々のなかにさえ，そのようなことを口にする人がいる．

　自傷・未遂者を9年以上追跡し得た研究では，その3～12％が自殺の転機をたどっている[1]．致死性のない自傷行為も重要な危険因子であり，未遂を複数回繰り返し，その後亡くなったケースの80％以上が，自殺企図手段を変えながら死に至っている[2]．自傷後1年以内の自殺の相対危険度は66倍であることが報告されている[1]．

　これらの報告から，自傷行為と自殺行為は全く別のカテゴリーに分類されるものではなく，一連のスペクトラムを成す概念であることがわかる．つまり，そもそも明確に線引きを行う必要性はなく，両者ともに再び同様の行為が繰り返されないためのケアを必要とする．

死にたいと思う人を，どうして死なせてあげてはいけないのか

　自殺はある日突然起こるものではなく，自殺という最終段階に至るプロセス（図9-1）[3]が存在する．いくつかの「心理学的剖検法」を用いた研究や世界保健機関

Part1. 自殺と向き合う

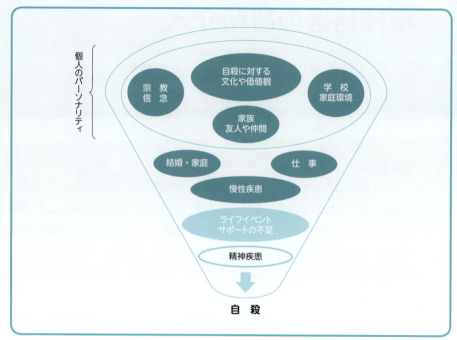

図9-1　自殺のプロセス　　　　　　　　　　　　　　　　　　　　　　　　　　　　　　（文献3）より一部改変）

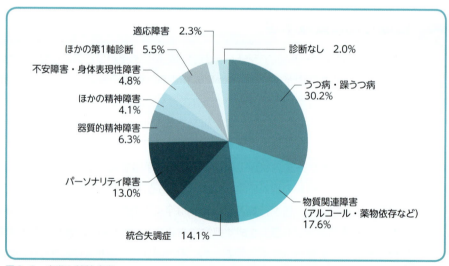

図9-2　自殺と精神疾患　　　　　　　　　　　　　　　　　　　　　　　　　　　　　　　　　（文献4）より）

(WHO)の調査(**図9-2**)[4]では，自殺者の90％以上が自殺時に何らかの精神障害の診断がつく状態であり[5]，残りの10％にも精神医学的問題があった[6]．つまり，「理性的な自殺であって本人の意思によるものだから，それを尊重すべき自殺」など，ほとんどないことがわかる．

どんなに本人の自殺願望が強くても，実際は100％その意思が固まっているわけではない．「死にたい」気持ちと「生きていたい」気持ちの間で，ちょうど天秤のように激しく揺れ動いているのである．自殺の危険性がある人が，「お前に何がわかる」，「死なせてくれ」と援助を拒否することがある．しかしながら，こういった天秤のような心理状態があるということを踏まえれば，「助けはいらない」という本人の言葉をそのまま受けとることはできない．

自殺の危険性がある人は複合的な問題を抱えている

　自殺の危険性がある人は，1つの動機に端を発していても，結果的に複合的な悩みを抱えていることが多い．心理的問題だけではなく，体調不良などの身体的問題を抱えていたり，休職・離職といった職業上の問題が生じていることもある．この職業上の問題から日々の生活費に苦労して借金をしてしまうなど，経済的な問題を抱えてしまうこともある．家庭内外の人間関係が悪化することで孤立し，飲酒によって気分を紛らわせるような誤った対処行動をとってしまうこともある．再雇用への不安，社会の偏見など，さまざまな問題を抱え込み，それぞれが相互に関連しながら悪循環に陥ってしまうことも少なくない．

　しかし，これらの問題に対して援助の手を差し伸べるための社会の接点はいくつもある．自殺の危険性を抱えた人との接点となり得る医療，福祉，行政，そして地域などを，包括的に自殺対策に組み込むような仕組みが必要であり，わが国でもプライマリ・ケア医と精神科医が連携のうえ，地域での複合的な自殺対策プログラムをもとにした取り組みが開始されている．

メンタルヘルス・ファーストエイド

　メンタルヘルス・ファーストエイド（mental health first aid：MHFA）は，オーストラリアで開発されたプログラムで，日本を含む26ヵ国以上の国で展開されている．アメリカでもミシェル・オバマ大統領婦人が自らMHFA養成講座を受講し，普及のためのキャンペーンを推進していることが，先日も話題になったばかりである．メンタルヘルスにかかわる症状を認識し，どのような初期支援を提供し，適切な専門家支援へ導くか，という対応法を学ぶことを目的としている．自殺率減少など国民全体の精神保健に貢献しており，わが国でも内閣府の自殺予防ゲートキーパープログラムにも採用されている．

　日本では，2012年に『メンタルヘルス・ファーストエイド―こころの応急処置マニュアル』第3版として改訂出版されており[7]，自傷行為に1項目が割かれている．

メンタルヘルスの問題を有する人に対して，専門家の支援が提供される前に症状を素早く察知する方法として，「り・は・あ・さ・る」という次の5つの基本ステップを紹介している[7]．

①声をかけ，リスクを評価し支援を始める（り：リスク評価）
②決めつけず，批判せずに話を聞く（は：はなしを聞く）
③安心と情報を提供する（あ：あんしん，情報を与える）
④専門家のサポートを受けるよう勧める（さ：サポートを受けるよう勧める）
⑤その他のサポートやセルフヘルプを勧める（る：セルフヘルプ）

自殺念慮の評価の実際

自殺のリスクを評価する方法としては，CASEアプローチが有効である[8]．CASEとはChronological Assessment of Suicidal Eventsの頭文字で，患者の自殺に関する情報を漏れなく聴取するのに役に立つ．自殺は切り出しにくい話題であるが，自殺念慮を疑った場合にはすべての診断面接で必ずたずねなければならない．実際には次のような手順で行う．

①現在の希死念慮もしくは自殺念慮を評価することから始める
②過去2ヵ月のすべての希死念慮に関する情報を聞き出す
③さらに過去の希死念慮について探る
④現在に戻って，いま差し迫った自殺の危険があるかどうかを探る

この方法を用いる根拠は，現在と過去の出来事について探る過程で患者とラポールを築くことができることである．ラポールを築くなかで，差し迫った自殺の計画という，いますぐ本当に評価をしなければならないことについて，患者がより心を開いて話してくれるようになるからである．自殺の問題はいろいろな角度からアプローチができ，単刀直入にたずねる方法も容認される．

まずは，「うつ状態になるといっそのこと消えてしまいたいだとか，死んだほうがましだと考えることがありますが，あなたもこんなふうに考えたことはありますか？」と，"消極的"自殺念慮を標準化する質問の仕方をする．これが「イエス」であれば，次に「自殺のことを考えたことはありますか？」と，"積極的"自殺念慮を聴取すべきである．これは重要な区別で，もし患者が積極的自殺念慮を認めた場合には，さらに質問を続ける必要がある．「どのような手段で自分を傷つけようとしましたか？」，「実際

に必要な道具を入手するまでしたのですか？」と，自殺の計画がどれくらい綿密に練られていて現実的であるのかを明らかにし，入院やその他の緊急介入の必要性を決定する．また，「何が自殺の歯止めになっていますか？」という質問が，介入のうえで大変有用である．絶望した患者の多くが，それでも何かしらの理由で断固として自殺に抗している．家族が理由のこともあれば，宗教的な理由のこともある．患者をこの世に引き止めている自殺対抗因子を特定できたならば，治療者はそれを強化する必要がある．

おわりに

本項では，「精神科医の……」というタイトルで執筆しているが，かくいう筆者自身も総合診療科に身を置いていた時期があり，「プライマリ・ケア医」の立場としても自殺関連問題を少なからずとも経験してきた．その間，自殺関連問題を有する患者の多さと対処法を知らない自分自身の腑甲斐なさ，精神科医療につなぐことができないもどかしさを痛感してきたが，精神科医として働くいまなお，本項で述べる方策が万全であるとは思っていない．臨床実践の参考の1つとしてご理解いただき，「プライマリ・ケア医の行う初期介入」をさらに補っていただければ幸いである．

しかしながら，自殺関連問題に対する早期の支援がその後の予後や自殺率を減らすことを考えると，プライマリ・ケアの現場で，総合診療科医をはじめとした医療従事者が早期に自殺念慮のリスクを評価し介入することは自殺関連問題への治療全体の重要な鍵となる．目の前にある自殺対策を推進するためには，自殺のプロセスの特徴を知るとともに，自殺関連問題の診療にかかわるすべての医療従事者による適切な支援と，関係機関，関係職種とのより良好な連携が求められる．

参考文献

1) Hawton K, Zahl D, Weatherall R：Suicide following deliberate self-harm：long-term follow-up of patients who presented to a general hospital. Br J Psychiatry, 182：537-542, 2003.
2) Owens D, Horrocks J, House A：Fatal and non-fatal repetition of self-harm. Systematic review. Br J Psychiatry, 181：193-199, 2002.
3) 張 賢徳, 林 拓二（編）：自殺予防の基本戦略, 中山書店, 東京, 44, 2011.
4) World Health Organization（WHO）：Preventing Suicide：A resource for general physicians. WHO/MNH/MBD/00.1, WHO, Geneva, 2000.
5) Cavanagh JT, Carson AJ, Sharpe M, et al：Psychological autopsy studies of suicide：a systematic review. Psychol Med, 33（3）：395-405, 2003.
6) Ernst C, Lalovic A, Lesage A, et al：Suicide and no axis I psychopathology. BMC Psychiatry, 4：7, 2004.
7) B・キッチナー, A・ジョーム（著）, メンタルヘルス・ファーストエイド・ジャパン（編訳）：専門家に相談する前のメンタルヘルス・ファーストエイド——こころの応急処置マニュアル, 創元社, 大阪, 99-101, 2012.
8) Myerson N, van Loenen J, Jasek R：The Practical Art of Suicide Assessment：A Guide for Mental Health Professionals and Substance Abuse Counselors, Shea SC, John Wiley & Sons, Inc., New York, 272, 1999.

〔久我弘典〕

Scene5：精神科クリニック・病院で

10 自殺に傾いた人に対する精神科医の介入―薬物療法―

はじめに

　自殺に心が傾いた人，つまり希死念慮をもつ人に対して有効な薬物療法には，非薬物療法との組み合わせ(p.63)が必須である．アメリカ精神医学会(America Psychiatric Association：APA)のガイドラインには[1]，「自殺念慮と自殺企図を認める患者の治療計画を立てる際には，身体治療(薬物療法や電気けいれん療法)と心理社会的介入(精神療法を含む)の双方が考慮されるべき」と記載されている．身体治療の薬物療法としては，抗うつ薬が第一選択として取りあげられている[1]．実際に臨床現場では，希死念慮を主訴として受診してきた場合，抗うつ薬の処方対象となるうつ病やうつ状態を抱えていることが多い．アメリカの研究では，一般人口と比較して，うつ病を抱える患者における自殺の危険性は，約5倍になると報告されている[2]．イギリスの精神科治療ガイドラインである"モーズレイ処方ガイドライン"[3]にも，希死念慮および自殺企図を防ぐ方法は，うつ病の治療であると記載されており，自殺関連事象に対する抗うつ薬の重要性が記されている[3]．

　本項では，この抗うつ薬の処方について，「有効性」，「処方する際の注意点」について述べる．

有効性

　抗うつ薬の自殺予防効果に関しては，いくつかの報告がある．抗うつ薬の現在服用者，過去服用者，未服用者の群などに分類して比較した大規模研究[4]において，セロトニン再取り込み阻害薬(SSRI)，三環系抗うつ薬(TCA)，そしてセロトニン・ノルアドレナリン再取り込み阻害薬(SNRI)など，いずれのタイプの抗うつ薬においても，自殺による死亡自体が現在服用者において低かった．一方，自殺既遂に関しては，抗うつ薬を過去服用で，現在未服用者群において多くなっていた[4]．さらに，わが国の1999〜2003年における10万人当たりの自殺既遂率とSSRIの処方量を年代別にみた研究では，男女ともに，年齢を問わずSSRIの処方量の増加とともに自殺率が低下していた[5]．しかし，後述の"若年者に対する処方"でも詳述するが，上記のように効果があるという報告[5]ばかりではなく，逆効果であるといった報告も存在するので

注意を要する．つまり，「自殺企図や自殺による死亡自体を防止するには好ましい治療法であるが，時に自殺企図を増やす可能性もあるので注意する」ということができる．その点も十分考慮したうえで，処方を選択することが望ましい．

処方する際の注意点

抗うつ薬を処方する際に，考慮してほしい点がある．それは，①身体疾患合併の確認，②鑑別および注意すべき疾患や状態，③増量の方法，④アクチベーション症候群，⑤若年者に対する処方，そして，⑥同時に処方する薬剤の選択，の6点である．以下に概説する．

身体疾患合併の確認

慢性疼痛を伴う疾患や脳血管疾患などは，うつ病の合併率が高い[8,9]．さらに，これらの疾患を抱えている場合には自殺関連事象の危険性が増すという報告がある[10]．もし，これらの疾患をもって受診してきた場合，身体疾患の治療で使用している薬剤（ステロイドやH_2ブロッカーなど）の影響によるうつ状態を除外する必要がある．

鑑別および注意すべき疾患や状態（双極性障害や不安障害など）

うつ状態がみられる人の場合，その原因疾患がうつ病か双極性障害なのかを見分ける必要がある．なぜなら，うつ病と双極性障害のうつ状態とでは，ガイドライン上推奨される薬物療法が異なるからである[11,12]．具体的には，双極性障害の治療に抗うつ薬は第一選択薬となっておらず，使用する場合も単独での使用を避け，補助的に使用するなど，注意を要する[11]．また，家族からの情報収集も有用であり，双極性障害の近縁者が存在している場合，当人はうつ病より双極性障害である可能性が高い[13]．つまり，過去に躁状態や軽躁状態の既往があるかを聞くことが重要となる．躁状態の既往が認められた場合は，抗うつ薬の処方を控え，精神科へ紹介することが望ましい．

ほかに留意すべきこととして，アルコール・薬物に関連する問題，つまり物質使用障害を併存しているかどうかである[14]．これら依存症を併発したうつ病を抱えた人の3人に1人が自殺企図の既往をもっていたという研究報告もあり[15]，アルコール・薬物依存症などの物質使用障害が隠れている可能性も考慮してほしい．さらに，不安障害（パニック障害や全般性不安障害）などの合併にも注意が必要である．不安障害を合併している場合，自殺既遂の危険性は高くなり，とくに抗不安薬服用の既往がある場合は，その危険性が増大したという報告がある[16]．抗不安薬による自殺の危険性は用量に依存しているといった報告もあるため[16]，不安障害の既往と抗不安薬の内服の

問診についても注意してほしい．

不眠[17, 18]の合併でも自殺関連事象が増えることが報告されているため，診療の際には，不眠の症状の有無を問診することも忘れないようにしたい．

増量の方法

抗うつ薬の処方は，少量から始め，徐々に増量することを心がけたい[11]．また，初回の処方日数はできるだけ最小限にとどめ，なるべく1週間以内に再受診してもらう．これには，副作用の発現を早期に知ることができ，自殺企図による過量服用を避ける意味がある．仮に過量服用したとしても少ない影響ですむよう，抗うつ薬は安全性の高いものを選択する必要がある．嘔気，眠気，便秘，そして，服用当初の落ち着きのない感じの出現といった，主たる副作用の発現に関しては，事前に十分説明しておくとよい．これは，服薬の自己中断を予防し，抗うつ薬のアドヒアランスを向上させることに役立つ[12]．

アクチベーション症候群

アクチベーション症候群とは，抗うつ薬の服用初期に起こる可能性のある状態で，落ち着かなくなり，焦燥感や不安感の増大，不眠などが出現する状態である[12]．この状態を回避するために，前述したように少量から抗うつ薬を開始し，飲み始めの観察を丁寧に行うことが重要である[12]．この状態に陥った場合には，服用を中止し，すみやかに医師に相談するように伝えておくとよいだろう．

若年者に対する処方

わが国の抗うつ薬の添付文書では，7〜18歳の大うつ病性障害を抱える人へ抗うつ薬の処方に有効性がないこと，24歳以下の患者に対しても自殺念慮や自殺企図の危険性の増加といった注意書きがある．10〜19歳の群において，抗うつ薬の自殺企図に対する効果は，鎮静効果のある抗うつ薬（とくにミルタザピン（レメロン®，リフレックス®）やアミトリプチリン（トリプタノール®）など）の内服では増加させないものの，抗うつ薬全体では自殺企図を増加させるという逆の効果があり[6]，加えて，SSRIでは6〜18歳に対しては自殺既遂や企図が多くなる[7]という報告もある．以上を鑑み，若年者の自殺念慮に対する抗うつ薬の処方の際には，前述の注意書きを踏まえて十分な説明をして処方を行うことが望ましい．

同時に処方する薬剤の選択

睡眠障害の罹患は，精神障害の罹患とは独立した自殺の危険因子であるという報告があるが[18]，睡眠薬の処方は自殺の手段として使用される危険性のある薬剤を処方す

ることにもなる．ベゲタミン®の成分は自殺遺体の薬物および毒物検査結果の際に，体内からの検出が突出して多いという結果が報告されている[19]．よって，自殺念慮がある場合にはベゲタミン®の処方は禁忌と考えるべきである[20]（2016年12月31日でベゲタミンは供給停止となった）．加えて，当然のことではあるが，抗うつ薬には併用禁忌，併用注意薬も多いので注意する．

おわりに

　初めにも述べたように，「死にたい」と訴える人に対しては，当然ながら抗うつ薬の処方だけでなく，非薬物療法も重視すべきである．死にたいと考えてすぐに行動に移すというよりも，死ぬか生きるかを悩んでいること，ということを念頭においてかかわるとよい．このように，まず患者-医師間の関係構築を行って，受診してきた人に安心感をもってもらう．この関係が構築されれば，実際の効果を上回るような薬物療法の成果が期待できると考えている．処方を受ける当人に，安心感の提供を行うことを心がけるように努めてほしい．

参考文献

1) Jacobs D, Brewer M：APA practice guideline provides recommendations for assessing and treating patients with suicidal behaviors. Psychiatric Annals, 34（5）：373-380, 2004.
2) Bostwick JM, Pankratz VS：Affective disorders and suicide risk：a reexamination. Am J Psychiatry, 157（12）：1925-1932, 2000.
3) Taylor D, Paton C, Kapur S（著），内田裕之，鈴木健文，渡邊衡一郎（監訳）：第10版，Chapter 4，うつと不安，抗うつ薬，モーズレイ処方ガイドライン　アルタ出版，東京, 178-180, 2011.
4) Tiihonen J, Lönnqvist J, Wahlbeck K, et al：Antidepressants and the risk of suicide, attempted suicide, and overall mortality in a nationwide cohort. Arch Gen Psychiatry, 63（12）：1358-1367, 2006.
5) Nakagawa A, Grunebaum MF, Ellis SP, et al：Association of suicide and antidepressant prescription rates in Japan, 1999-2003. J Clin Psychiatry, 68（6）：908-916, 2007.
6) Olfson M, Marcus SC, Shaffer D：Antidepressant drug therapy and suicide in severely depressed children and adults：A case-control study. Arch Gen Psychiatry, 63（8）：865-872, 2006.
7) Fergusson D, Doucette S, Glass KC, et al：Association between suicide attempts and selective serotonin reuptake inhibitors：systematic review of randomised controlled trials. BMJ, 330（7488）：396, 2005.
8) Evans DL, Charney DS, Lewis L, et al：Mood disorders in the medically ill：scientific review and recommendations. Biol Psychiatry, 58（3）：175-189, 2005.
9) Ilgen MA, Zivin K, MacCammon RJ, et al：Pain and suicidal thoughts, plans and attempts in the United States. Gen Hosp Psychiatry, 30（6）：521-527, 2008.
10) Hammad TA, Laughren T, Racoosin J：Suicidality in pediatric patients treated with antidepressant drugs. Arch Gen Psychiatry, 63（3）：332-339, 2006.
11) 日本うつ病学会 気分障害の治療ガイドライン作成委員会：日本うつ病学会治療ガイドライン　Ⅰ．双極性障害 2012, 2012年3月31日　第2回改訂，日本うつ病学会, 2012.
12) 日本うつ病学会 気分障害の治療ガイドライン作成委員会：日本うつ病学会治療ガイドライン　Ⅱ．大うつ病性障害 2013 Ver.1.1, 日本うつ病学会, 2013.
13) Kiejna A, Rymaszewska J, Hadry T, et al：Bipolar or unipolar? - the question for clinicians and researchers. J Affect Disord, 93（1-3）：177-183, 2006.
14) 小林桜児：それは単なる「抑うつ」なのか―「抑うつ」の陰に隠れた物質使用―．精神科治療学, 29（6）：741-745, 2014.
15) Soreson SB, Golding JM：Suicide ideation and attempts in Hispanics and non-Hispanic whites：demographic

and psychiatric disorder issues. Suicide Life Threat Behav, 18(3)：205-218, 1988.
16) Pfeiffeer PN, Ganoczy D, Ilgen M, et al：Comorbid anxiety as a suicide risk factor among depressed veterans. Depress Anxiety, 26(8)：752-757, 2009.
17) Wojnar M, Ilgen MA, Worjnar J, et al：Sleep problems and suicidality in the National Comorbidity Survey Replication. J Psychiatr Res, 43(5)：526-531, 2009.
18) Kodaka M, Matsumoto T, Katsumata Y, et al：Suicide risk among individuals with sleep disturbances in Japan；a case-control psychological autopsy study. Sleep Med, 15(4)：430-435, 2014.
19) 福永龍繁：監察医務院から見えてくる多剤併用. 精神科治療学, 27(2)：149-154, 2012.
20) 松本俊彦：睡眠導入に好ましくない薬剤―ベゲタミン・bromovalerylureaなど―. 精神科治療学, 29(11)：1439-1442, 2014.

（田中増郎, 長　徹二）

Scene5：精神科クリニック・病院で

11 自殺に傾いた人に対する精神科医の介入—非薬物療法—

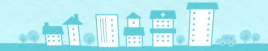

はじめに

　自ら命を絶つことを考えている人と話をするときには，その人がどのような気持ちになっているかをまず考えてみる必要がある．それについて，筆者は，無力感，孤独感，絶望感の3つがキーワードであると考えている．それは，「何をやってもダメだ」という無力感，「誰も助けてくれない」という孤独感，「ここから先，何も変わることはない」という絶望感である．

　こうした思いでいっぱいになっている人に，「がんばればなんとかなる」といったり，「死なないと約束しよう」といったりしても，こころに届くかどうかはわからない．五・一五事件で暗殺された犬養首相が「話せばわかる」といったというのは有名な話だが，興奮した青年将校は聞く耳をもたなかった．そこまで思いつめる前に信頼できる関係をつくることができるかが，死を考えている患者と話すときにも重要になる．

 無力感を和らげる

　自ら命を絶つことを考えている人は，自分の力では状況を改善することはできないという思いにとらわれている．解決策は，自ら命を絶つことしかないと考えてしまっているのだ．そうした患者がその考えから抜け出すためには，治療者が言葉で「できる」と伝えてもあまり意味はなく，実際に自分に対応力があるということを，患者自身が経験しなくてはならない．したがって主治医は，患者が具体的な問題解決スキルを使って問題に取り組み，いくらかでも先に進めるように手助けしていく．

　そうしたことを可能にするために，主治医は問題解決スキルの基本を理解しておかなくてはならない．また，問題解決に向かうときに，「どうして」，「なぜ」といったwhy questionを避けるように意識することも必要になる．医師に限らず，われわれは「どうして……」とか，「なぜ……」と質問することが多い．しかし，「どうして」と聞かれると，相手は責められていると感じやすい．

　問題解決に向かうには，why questionではなく，how questionを使うようにする．つまり，「そのような状況だと，誰でも死にたいと考えるだろうと思います」と受容的に答えながらノーマライズしたうえで，「そのときに具体的にどのようにすれば

よいか，対応方法を一緒に考えていってみませんか」と提案するのである．そうすれば，患者は，その問題に取り組む力があると主治医が考えてくれていると感じることができるし，治療者が一緒に考えようとしてくれていると思うこともできる．それによって一歩進んで，いくらかでも問題が解決できれば，無力感は和らいでいく．

孤独感を和らげる

　臨床家としてごく当たり前の態度ではあるが，孤独感を和らげるためには，人として，きちんと患者と向き合うようにする．患者に人間的な関心をもち，温かい態度で接し，一方的に自分の考えを押しつけないように配慮する．患者の話に耳を傾け，共感の言葉をかけて，患者の提案を治療に活かすように努める．

　患者が言葉で表現したことだけでなく，態度や雰囲気などにも気を配りながら，患者の気持ちや考えを理解するようにする．時には，患者が治療者との約束を守れないこともある．そうしたときには，それを責めるのではなく「それは大変でしたね」と，まず患者の気持ちを理解し伝えるようにする．そのうえで「それだけすることが多いと，どんなに元気な人でも疲れると思います」と，患者の体験をノーマライズしつつ，「少し，生活の計画の立て方について話し合ってみるのはどうでしょうか」と具体的に話し合うことを提案するのである．

　共感は，可能な限り，いい切りの形で行う．「こんな大変なことがあったんです」といっている患者に，「それはつらかったですね」といい切りにするほうが，共感が伝わりやすいからである．そうしたときに「つらかったですか」と聞くと「当たり前でしょう」と返答をされ，患者は，結局臨床家にもわかってもらえないという気持ちになる可能性があるので，注意が必要である．

　このようにして，患者の話に耳を傾けたうえで，自分が理解したことを自分の言葉で患者に伝え，力を合わせて患者が直面している問題への対応策を考えていく．ときには，ユーモアのある言葉かけをして，その場を和ませる．主治医とのこうした人間的な触れあいが患者の気持ちを和ませるし，孤独感を和らげる．

　人間関係の特徴として，強い立場の人間はさらに強くなりやすいし，弱い立場の人間はますます弱くなりやすい．臨床家は基本的に強い立場にあるので，つい患者に指示的な態度になって説得モードに入りがちになるので注意が必要だ．

　患者が繰り返し「いいえ」と答えなければならないような質問では，自分の力のなさを患者に実感させることになるので避けるようにする．たとえば，家に閉じこもって死を考えている人に「外に出て気分転換をしてみませんか」とたずねても，「いいえ，できません」と答えるだろう．そうしたときには，「何かできることがないか一緒に考えてみましょう」と声をかけて，一緒に先に進める可能性を探るようにするとよい．自分に寄り

添って支えてくれる人がいると考えるようになれば，死に対する思いは弱まっていく．
　患者がどこまでなら自分の力でできるかどうかを判断しながら接することも大切である．他人の助けが必要な活動や，他人を巻き込む活動は，その結果が他人の都合によって左右されてしまって，無力感を抱くことになる可能性が出てくるからである．

絶望感を和らげる

　絶望感を和らげるためには，前述したように，少しずつでも先に進んでいける力が自分にあるということを実感できることが役に立つ．しかし，気分が沈み込んでいる場合には，実際に前に進んで行けていたとしても，まだできていないほうに目を向けて，自信をなくしていることがある．
　そうしたときには，現実に沿った前向きの考えができるように手助けする必要がある．前向きの考えというのは，単にポジティブな考えではなく，できているところとできていないところに冷静に目を向けて問題解決につながるように考えていける考えのことである．
　ただし，これも患者が自分で体験を通して気づけるようにしなくてはならない．ほかの人からいくらよい話をされても，いくら説得されても，自分で納得できなければ患者のこころのなかには残らないからである．主治医の一方的なアドバイスは，患者のもっている力を否定することになることさえある．
　このように，主治医は，患者が体験を通して理解したり，問題を解決したりできるように，手助けしていかなくてはならない．思い込みのために可能性を狭めていることはないか，現在の行動が問題を解決するのに役立っているのか，いま体験していることを現実以上に大きな問題だと考えていないか，自分の力や周囲からの支援，将来の可能性を否定的に考えすぎていないかなどを，患者と一緒に考え，患者自身が自分の思い込みを実体験を通して修正していけるように手助けしていく．そうした話し合いを通して，患者がいくらかでも問題解決につながる可能性を感じ，医療者を信頼できるようになれば絶望感が和らぐ可能性が出てくる．

おわりに

　自ら命を絶つことを考えている患者への接し方について，無力感，孤独感，絶望感を軸に書いた．この基本姿勢は一般の患者への接し方と変わらず，日々の臨床でも重要であると考えている．

参考文献

大野裕, 田中克俊：保健, 医療, 福祉, 教育にいかす 簡易型認知行動療法実践マニュアル, きずな出版, 東京, 2017.

（大野　裕）

Scene5：精神科クリニック・病院で

対話①

12 自殺対策の中の笑み

参加者

趙　岳人（藤田保健衛生大学医学部精神神経科学講座）
今村弥生（杏林大学医学部精神神経科）

🌈 マニュアル偏重の自殺対策・自殺対応への疑問

今村　「自殺が起こってはならない」と願うのは，支援者として自然な思いでもあると思いますが，われわれが「全か無か思考」に陥りかねない危険性もあると思うのです．「死にたいと思うことはありますか？」など，どうたずねるかというマニュアルはあるべきだと考えますが，それをなぞるだけでは，自殺対策であっても，治療関係としてどうかと思うのです．趙先生はどうお考えでしょうか？

趙　自殺対応に関するマニュアルに沿って「定石を踏む」こと自体を否定しません．この時代で通用する1つの診療文化・流行を無視できないからです．しかし，「定石を踏むだけでいいのだろうか」という問いかけ・振り返りを臨床の現場で毎回きちんと実践する習慣を身につけておくことを忘れてはならないと思います．今村先生のお考えは……？

今村　私には，それなりに違和感がありました．一応メンタルヘルスの専門家としてやっているのなら，そういうデリケートな問題の聞き方は，もっと考えようといいたいです．マニュアル遵守というのは，それは専門家としてあるべきなのかと思います．私自身は聞かないことも結構多いです．その人の表情や態度に出る所見をとることや，問診以外の方法もあると思います．それでは見逃すこともあるだろうと責められることもあるんですけれど．

趙　マニュアルを守っていれば患者さん側も医療者側もひと安心という時代の流れや，診療効率とか費用対効果といった医療経済の側面からマニュアルを尊重する文化があることは，承知しています．一方で，時代の流れや文化は常に変化しているわけ

12 対話① 自殺対策の中の笑み

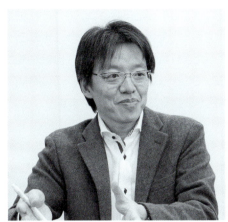
趙　岳人

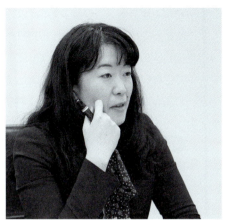
今村弥生

ですから，マニュアルを守る・守らないという点には，あまりこだわりすぎないように気をつけています．医学教育の現場に身を置く者として，「マニュアルを無視はしないが，鵜呑みにしない」という臨床態度を医学生や研修医の皆さんを前にコツコツと実践してみせるしかありませんね．

　誤解を恐れずにいわせていただくと，「マニュアル通りにならない現実をあぶり出すためにマニュアルを活用すればいいんだ！」という手応えを実感することに意味があるのではないかと．生きづらさを抱え，それを言葉にできない人びとを前にして，敬いとかかわりとをもって，一人ひとりの暮らしぶりに今ここで耳を傾ける．マニュアル遵守以前の「医の心がまえ」，「医の倫理」の問題があるのかもしれませんね．自殺対策に限らず，医療人の私が目の前の病いを抱えた人びとと向き合うときに，医の心がまえなしに，マニュアルだけを片手に診療することは成り立たないでしょう．そういう点でも，時代の流れやマニュアル文化の流行には飛びつかない，飛びつけないんです．

今村　そうですね．自殺というのは流行とかそういうものではないはずですから．

ケアの限界を乗り越えるためのさまざまな連携

今村　自殺対策というのは特別な専門領域があるわけではなく，私たちの普段の診療の集大成が自殺対策にも役に立つということです．趙先生はすごくいい先生だと思うんですけれども，趙先生のところへ行けば，必ず自殺者が減るというわけではないと思うんです．もちろん私だってそうです．

　だけど，自殺に関しては少なくとも私たち精神科医は質を変えることはできるはず

です．ポストベンションも含めて，起こってしまった自殺について，それが周りの人にとって，悲嘆と後悔以外の意味づけをもって受け止められるようにすることも，精神科医の可能性としてもっている．思ったより私たち精神科医は，自殺対策で活躍はできないかもしれない．けれど，起こってしまった自殺に対して，その周りの人にも介入していけるという点では，精神科医ができることと考えています．

趙 目の前の出来事に柔軟に対応する．自殺対応というよりも，日々の診療態度そのものです．自殺をめぐる精神科的ケアにも限界があります．限界を乗りこえて柔軟に対応するためには，「精神医学」という枠組みにとらわれずに，さまざまな職種や他の領域の人びとと力を合わせる必要があります．連携先は，ほかの医学領域に限らず，地域保健・行政・教育・企業など多岐にわたります．

今村 連携は一般的な精神科医にとっては苦手な分野かもしれません．

趙 外部の協力者と連携を始めるときに，限られた診療時間のなかでできる工夫の1つとして，「お便りを添える」というアナログな方法をとることも有効です．

　たとえば，自殺企図のためにしばらく学校を休んでいる学生さん自身と家族とが，学校側から主治医の意見を求められて，どう対応したらよいか……，と相談された場合，学校側のご要望にもよりますが，病気による欠席であることを証明するための診断書に，手書きで「お便りを添え」ます．手短に，簡単に，「学校側のご対応への感謝のことば，本人の状況，治療のあらまし，今後の見通し」などを，本人と相談しながら，予約票の余白部分や一筆箋などに一気に書き下ろします．所要時間は5分間ほどです．相手が会社であったり，訪問看護ステーションであったりしても，要領は同じです．お便りへのお返事をいただけたり，面談に来られたり，反響はさまざまです．

　まれに，自殺未遂のことを身近な家族にも知らせていない単身生活の当事者から頼まれて，家族あてのお便りをご本人と一緒にしたためたこともあります．（自殺未遂をして）「ごめんなさい」というご本人の家族への謝罪のことばを，「ありがとう」という感謝のことばに翻訳して「お便り」を完成させたこともあります．その人は，お便りを家族に渡せずに，手元に置いたままにしているそうですが，家族との関係をみつめなおすキッカケになったといってくれています．「相手に届かぬお便り」にも意味があるということを当事者から学ぶのも，現場の奥深さですね．

今村 もともと医療とは非常に学際的な分野で，患者さんの治療のため，回復のため，自殺を防ぐためであれば使えるものは何でも使うというものだったはずです．自分が専門とする技法だけしか使いません，ではなく，精神科医がもつ総力を使うことで，

何か結果が出るかもしれない．それが医師としての姿勢だと思います．熱心な先生，いい先生じゃなくて，精神科医とはもともとそういう職業だったんじゃないかと思います．

趙 そうですね．今村先生と私の共通の恩師でもあるノーマン・サルトリウス先生もおっしゃっています．精神科医はもとより，医師（doctor）の仕事は，ラテン語の『教える（docere）』という言葉に由来しているので，患者さんを治療するというよりも，患者さんに教えるという意味に近い任務がある．しかし，言うは易く，行うは難し……，だと．

今村 ただ，精神科医だからこそ希死念慮をもつ患者さんに会う機会がとても多いから，1度自殺既遂者に出会ってしまうと，「この人も自殺するんじゃないだろうか」，あるいは「死んでもらったら困る」みたいな感じで，すべての患者さんを診てしまうのも，自殺予防はできても，人を癒すことにはならないと思うんです．極端な見方だと思うかもしれませんが，意識しないとすべての人を「自殺するか」，「自殺しないか」みたいな目でみるような診療に陥ってしまうということもあり得ると思うのです．

趙 ファクトとして唯一確かなことは，人はみな死ぬということです．死亡率は100％．

今村 いい切られてしまった（笑）．

趙 人はみな死にます．「人生は素晴らしい」，「夢や希望にあふれている」という視点から患者さんの人生を受け止める見方もあるでしょうが，仏教的な視点の1つでもある一切行苦，すなわち「生きることは苦である」という視点をもって，患者さんとの対話を始めます．さらには，諸行無常，すなわち「あらゆるものごとは常ならず」という視点，諸法無我，すなわち「『私らしさ』などという時の私という概念は存在しない」という視点も非常に重要です．

しかし，「苦である」ということは，目の前でエビデンスを出すことができます．たとえば，誰もが無意識に行っている「呼吸」のなかにも「苦のエビデンス」が含まれています．息を吸って・吐き出すというシンプルな行為のなかに証拠があるのです．意識的に息を吸い続けると，ある程度のところで苦しみが生じ，我慢できなくなります．反対に，息を吐き続けると……，これまた苦しい．たちまちのうちに「もう限界」，「苦しい」となる．

もちろん，相手のこころの状態や理解力・集中力などを見極めて，まずは相手のことばに耳を傾けることが重要であることはいうまでもありません．

「将来の夢や希望を描いてみよう」などといういい方を，かつては私も多用していた時期がありました．最近は，根拠の乏しい夢や希望を抱く代わりに，「今ここで悪い行いをやめる・善い行いを実践してみよう」という方向に進んでいます．そういう意味では，本書のタイトルの一部でもある『生きると向き合う』という言葉を私なりに言い換えると，「苦しみに満ちた人生に気づくこと」といういい方になるでしょうか．

目指すべきもの

今村 私たちは精神科医だからプライマリ・ケアの先生方よりも自殺の問題に関しては向き合っているつもりなんですけれども，一方で人に何か伝えようとしたときに，形を成しているものは，あまりもち合わせていないと感じます．

趙 たしかにおっしゃるとおりですね．マニュアルに従って手順や技法を漏れなく実施することも大事だけれど，根本的には，自殺の課題を抱えている一人ひとりと向き合う私たち医療者一人ひとりの実践態度が問われているように思います．このことは，のちほど「慈しみの実践」というキーワードでお話しさせていただければと思います．

それから，専門家にコンサルトすれば自殺対応の問題はすべて解決する……，という問題ではないと思います．自殺対策・自殺対応という課題は，精神科医のメインテーマの1つであり，生涯教育とかライフワークであるといってもよいかもしれません．もちろん，プライマリ・ケア医のみなさんは，自分の実践できる範囲を超えていると感じたときには，自殺対応に経験の深いエキスパートに相談して，1人で悩まない，抱え込みすぎないことも重要だと思います．

今村 もう1つの対話パート(p.93)でも話していますが，いつ精神科に紹介するかという判断は難しい，ということから始まり，紹介先は精神科を標榜してるというだけではもちろんダメで，子どもの問題については，とくにピンポイントで1人の先生にお願いする形にしているということでした．

趙 きちんと依頼者(医師)の意図を受け止めてくれる1人の先生に，ピンポイントで相談するということですね．

今村 そうです．だからこそ，私たちも紹介されたからには，自殺の専門にとなるのですが，そもそも臨床レベルで自殺を専門にしているところなんて，ほぼ皆無なわけです．

12　対話①　自殺対策の中の笑み

趙　自殺を専門で研究をなさっている先生方は，現場の精神科医に対して自殺対応・自殺対策への積極的な参加と関与を求めておられるのではないでしょうか．「自殺の対応はしない・できない」という理屈は，精神科を標榜する医師には成り立たないだろうと思います．「HIV感染者への対応はしない・できない」という理屈がプライマリ・ケア領域では成り立たないのと同じだとはいえないでしょうか？

今村　自殺とHIV感染者……，どちらもスティグマをもつ人たちですね．現在は精神科医だけではなく，すべての医師にとって「みない」とはいえない問題になったと思います．いえ，医師をはじめ医療者だけではなく，すべての国民が目を背けられない問題といえないでしょうか？

趙　地域のプライマリ・ケア医のみなさんや，精神科以外の他領域の専門職のみなさんを対象とした自殺対応に関するサポートを充実させることは，とても重要だと思います．

今村　そうですね．患者さんの過去の病歴や自殺念慮の有無を診る前に，私たち自身が自殺と向き合っている時に，できればかかわりたくないと思ったり，「そうなってしまったらどうしよう」と思ったり．そういう面にももっと目を向けるべきなのかと思うんです．

　孔子は弟子によって回答を変えていたといいます．イエス・キリストもそうだったらしいんですが，だから，いっていることが一貫してないように表面的にはみえるんですけれど，相手に合わせてテーラーメイドなことをやっていたんです．そのため，論理的に，こちらではこういっていたのが，そちらではこうと，矛盾してみえることもあるんですが，それは，「あなたの場合はこうですよ」といういい方を選んでいるのです．

趙　よい指導者とは……，という適性に関する課題ですね．教わる側の理解力や学習の進み具合に応じて問いかけをしてくださる指導者と出会えるかどうかという課題に置き換えることもできます．目の前の相手と言葉をやり取りするとき，言葉の意味がちゃんと伝わっているか，理解を急ごうとしていないか，今ここに集中しているかなど，対話のモニタリング能力とでもいうべき指導者の基本的な適性ではないでしょうか．

　医師(doctor)の仕事は，ラテン語の『教える(docere)』という言葉に由来している……，と先ほども申し上げましたが，患者さんを治療するというよりも，患者さんに教えるという意味に近い任務があると考えられます．そういう意味を踏まえて，教え

る側である指導者の適性を論じるときには，「教えられる側の人へ自分自身を開放できる能力を考慮に入れる」べきであろうとサルトリウス先生は指摘なさっています．自分自身のこころを開いて患者さんに向き合うことの大切さと難しさ，ですね．この難題に向き合うとき，自らのこころのあり方を観察冥想（Vipassana冥想）によって如実にみつめることによって，貪（むさぼり）・瞋（いかり）・痴（なまけ）・無常・苦・無我という事実に気づかないので苦しんでいる状態……，すなわち「苦に満ちて生きている」現状から卒業（解脱）しようと人びとに問いかけたブッダ（Buddha，仏陀）という人の教え，すなわち初期仏教に．目の前の一人ひとりの理解力・集中力をその場その場でモニタリングしながら，教わる側の理解力・集中力に応じて，相手の問いかけやニーズに対するアドバイスを語りかけのかたちで提示するブッダの手法を対機説法というそうです．自分自身のこころをフルオープンにして，生きとし生けるものの「師」として苦しみからの卒業を説いたブッダは，私にとっては，文字通り理想の指導者です．「人はみな死にます．だからこそ，生きている今のうちに，今ここで慈しみを実践し，観察，冥想を実践して，『卒業』を目指してはどうですか」と理想の指導者はいいます．苦しいから自殺する……，という視点ではなく，苦しいことを観察して「生きることへの執着自体を手放しなさい」と．とても難しいことかもしれないけど，ガッツをもって取り組もう……，と励ましてくれるのも，よき指導者の姿なのかもしれません．

今村　自殺対策から宗教の話になりましたね．

自殺対応の心がまえとしての「慈しみの実践」

趙　神や仏への信仰を「宗教」の基本的な要素と捉えるならば，ここで取り上げた本来の仏教，すなわちブッダの教えは，信仰というよりも「実践」というほうがふさわしいかもしれません．

　私たち医療者が患者さんへの「思いやり」を話題にするときには，ともに働く仲間にも，ともに暮らす人にも，同じように思いやりをもって接することができているだろうか……，という臨床疑問にしばしば遭遇してきました．くじけそうになりながら，失敗を繰り返しながら，「生きている今のうちに，今ここで慈しみを実践」することを，日々の臨床・日々の暮らしのなかでチャレンジする．「希死念慮のある人，自殺を試みた人に対して思いやりの気持ちで接しなさい」と医学生や研修医に教えるだけでは，説得力が乏しいのです．エビデンスとして，目の前で患者さんだけでなく，彼らに対しても，思いやり・慈しみを実践してみせる．そういう点では，エビデンスに基づく科学的な探求に軸足をおく医学とブッダの教えとは相性がよいように思います．生き

12 対話① 自殺対策の中の笑み

とし生けるものへの慈しみを実践する以上，神仏への篤い信仰を重視する他の宗教，たとえば極楽浄土信仰・阿弥陀仏信仰を説く伝統的な日本仏教や，唯一絶対の神への信仰を説く伝統的なユダヤ教・キリスト教・イスラム教の人びととも仲良くしようというのがブッダの教えにもとづく本来の仏教的なものの見方です．

守るべきものとしての「個人の尊厳」

趙　もう1つのポイントは，「個人の尊厳」にもとづいた臨床判断の問題です．たとえば，自殺未遂後に入院した患者さんが，どうしても「前髪を自分で切りそろえたい」という場合に，刃物を用いることを一律禁止するというのではなく，リスク・アセスメントを丁寧に行って，見守りのもとで使用を許可するという対応をとることが，個人の尊厳にもとづくケアではないでしょうか．前髪を自分で切りそろえたい……，というような，その人の「自分で」という意思を尊重するために私たちがどのように判断するかが問われているように思います．

　リスク・アセスメントの結果，刃物を使用することを「今は」許可できない，という場合もあるでしょう．あくまでも「今は」ダメだと．あなたの意思を最大限尊重するけれども，あなたとかかわる私たち一人ひとりも，あなたと同じように尊重されたいと願っている．だから，お互いに平等・対等な立場で個人の尊厳を守りあっていこうということなのかもしれません．

今村　私たちにとっても，すべての人にとってもということですね．

趙　自殺対策のために危険な状況やリスクそのものを排除するという考えかたは，いろいろな現場に浸透しています．個人の尊厳とリスク管理を天秤にかけること自体，違和感を覚えます．しかし，「リスクがあるものには初めから近寄らない・許可しない」という現実論が力をもっていることは事実です．

　熊本の単科精神科病院でデイケアを担当していた2011年ごろの話です．デイケアメンバーの自主性や主体性を高めるために，当事者によるミーティングに力を入れ始めたばかりのころ，ある当事者から「夏だから海に行きたいです．そして，釣りがしたい」という提案がありました．デイケアには，開設当初から「川や海などの危険な場所に出かけるプログラムは認めない」という不文律がありました．古参のスタッフに理由をたずねたところ，希死念慮のある人にとって危険だから……，というリスク管理上のルールだったことがわかりました．そこで，「やればできる！」を合言葉に，当事者が何でも話しあって課題に向き合っていくイタリア映画『人生ここにあり！』(原題：SI PUÒ FARE)さながらに，それでも海に行って魚釣りをしてみたいという仲間

73

のために，みんなで話し合いを重ねました．

　自殺にかかわるリスクがあるから水辺近くでのプログラムは禁止ですという従来のルールを覆すには，みんなで新しい提案をひねり出して，病院の管理者を説得し，承認を得る必要がありました．ひねり出された新しい提案は，「掛け捨ての保険に入る」というものでした．最悪の場合……，死ぬかもしれない．誰かに損害を与えるかもしれない．だから，傷害や損害を補償してくれる掛け捨て保険のことをみんなで勉強することから始めようという，病院側とリスクを共有しようという発想が生まれました．

今村　ありそうでない発想ですね．

趙　病院の許可する範囲のなかでプログラムを選択してきた時代には，そういう発想が1人の人に仮に芽生えたとしても，誰にも気づかれずに，全体の流れのなかで静かに摘み取られてしまっていたのかもしれません．その後，実際に掛け捨て保険に加入することを参加者一人ひとりが自分で考えることを条件に，「海釣りプログラム」が実現しました．プログラム当日は，ベタ凪の上に引き潮という条件が重なって，10人前後の参加者のうち，魚が釣れた人はゼロという結果でした．しかし，無理だと禁止されていたことでも，みんなで「やればできる」という大きな収穫が得られました．

　誰かが困ったときには，みんなで一緒に悩み，助け合い，苦しい現実だからこそユーモアをもって「慈しみの実践」を目の前にいる人に対して力まずに行う．その積み重ねが精神科の臨床，ひいては医の臨床そのものだと思います．

今村　そうですね．実は自殺対策や自殺に対して「どう向き合うか」というのは，誰かが教えてくれたり，やってくれることじゃなくて，おそらく市民一人ひとりにみんなあるんです．行政主体の大規模な自殺予防キャンペーンにも意味がありますが，それしかみていないと，自分なりの「どう向き合うか」が，霞んでしまう気がします．

　先生もご存知のとおり，私は自殺を専門にしない，普通の精神科医です．そんな私がこうして自殺について，問答をしているのは，ぼんやりみえる自分なりの答えを探しているからで，1人で自殺に向き合うのも，限界を感じているから，誰かと一緒に考えていきたいと思っているからなのだと思います．

Scene 6：産業医の相談場面で

13 産業医・産業保健師が知っておきたい心得

はじめに

　筆者は，診療所所長として勤務の大半を外来診療・訪問診療に充てている「産業医資格をもった家庭医」である．現在産業医としてかかわっている事業所は3職場あり，すべて嘱託契約であるが，家庭医の外来診療と，産業医面談で必要なスキルについて多くの共通性があると感じている．たとえば，訪問診療では「診断・治療」を求められることは少なく，介護者の疲労感，負担感に共感を寄せ，何でも話しやすい雰囲気をつくることが重要であるが，職場での産業医面接においても，診断治療よりも，まずは関係性の構築から始める（と自覚する）ことが必要である．また家庭医の現場においては，複雑困難事例（家族内の暴力や依存関係，非行といった人生の要因）に対処することも多く，時にこうした家族に対して「自分に何ができるのだろうか？」と無力感に襲われることも多い．一方，産業医職場においても，人事権のない，いち嘱託産業医が，職場内で起きた軋轢や葛藤に対して「どれだけの介入ができるのだろうか？」と考えることと非常に類似点がある．家庭医の原理は「長く身近にいて，すべてにかかわること」（五十嵐ら）[1]といわれるが，これは産業医にもそのまま当てはまると思っている．

　制度の面では，2015年よりストレスチェックが義務化され，（診療での専門性にかかわらず）産業医による面接義務が課せられた．知人の産業医も，この義務化を機に嘱託契約を解除するなどの動きもでている．筆者の考えは，医師としての専門ではなくとも，また嘱託であっても，やはり産業医の役目として，自分がかかわれる範囲で面接を行い，治療必要性や方向性を示すべきだと考えている．情報化社会となり，うつの鑑別をする面接の技法が，産業医にも必須になったと考えるべきであろう．

　本書は自殺をテーマにしたものであるが，自殺に至らせない「職場うつ」の検出が産業医には求められている．本項では，ストレスチェック開始を前にどのような面接を行ったらいいか迷っている「精神科ではない嘱託産業医」をイメージし，そうした先生方に役に立つような構成をとった．最初に厚生労働省から出ている公的なマニュアルを紹介し，次に実際の事例に沿ったやり取りを紹介し，関係性の構築，認知行動療法に基づいた質問法なども織り込み，具体的な解決方法として例示をしていく．

厚生労働省のマニュアルは意外と役に立つ

　最初に，厚生労働省から産業医向けに書かれたマニュアル「長時間労働者，高ストレス者の面接指導に関する報告書・意見書作成マニュアル」[2]について概観する．厚生労働省が産業医に対してどのような役割を期待しているのかがわかる内容になっている．全31ページは長く感じられるが，ほかの労働衛生・うつ対策マニュアルに比べると大変短くまとめられており，参考資料などでも役に立つ部分もあるため，ぜひダウンロードして参照することをお勧めしたい．

　昨今では，過重労働，うつの発症など職場での荷重を判断する産業医の役目はますます重くなっている．たとえば裁判となった際，産業医は，こうして発表されたマニュアルに沿った面談を行っていたか？，意識していたか？ なども重要な視点となることをあえてつけ加え，「参照は必須」と重ねて申し上げたい．

マニュアルの特徴

　このマニュアルの大きな特徴は，対象者を①長時間労働者と，②高ストレス者に場合分けをしていることである．これまで，月の残業80時間以上が産業医面接推奨，100時間上で面接必須の勧告があったため，①の長時間労働者の面接については，衛生担当者も把握・報告するようになっていた．今回ストレスチェック制度が開始されることに伴い，②の高ストレス者の事例についてもマニュアル化され，その質問法なども資料として載せたものと思われる．

　面接指導の実施において，勤務の状況，その他の心理状況の確認，総合評価，指導→事業者への意見具申の流れが紹介されるが，そのなかで，①長時間労働者については，疲労の蓄積状況の確認，②高ストレス者については心理的な負担（ストレス）の状況の確認を求めるとなっている（文献2）p.2-3）．次に報告書・意見書の様式が紹介され，場合分けされた記載例が載っている（文献2）p.4-15）．

　これ以後は参考「資料」と記載されているが，ここがマニュアルの最重要部分であり，紹介されたリスト・資料を実際の面談で使いこなしなさい，との提示がなされている．ここでも，①長時間労働者と②高ストレス者とに分けて資料が用意され，それぞれ，「疲労蓄積度のチェックリスト（例）」（**表13-1**）[2]，「心理的な負担（ストレス）の状況の確認の際の視点（例）」（**表13-2**）[2] が紹介されている．

　表13-1は，衛生担当者を通し該当者に事前に疲労蓄積度をチェックをしてもらい，それをみながら面接に臨むような使い方のリストとなっている．しかし，信頼関係のない状態では嘘を書かれる可能性もある．産業医としては，具体的な面接の場において，実際の「問い」としてこの内容のいくつかを盛り込むことが求められていると考える．また，拒否的な相談者であれば，同じ行為で関係性を改善するような方法として

13 産業医・産業保健師が知っておきたい心得

表13-1 疲労蓄積度のチェックリスト（例）

※長時間労働者に対する面接指導の際に使用可能

- あらかじめ労働者に記入してもらい，医師またはほかの産業保健スタッフが採点します．
- 疲労の蓄積度とともにストレスの程度についても数値評価できるツールですので，本人の同意を得ない限り，このチェックリストの評価結果を事業者に提供しないようにして下さい．

(1) 最近1ヵ月間の自覚症状について，各質問に対し最も当てはまる項目をチェックしてください．

1. イライラする	□ ほとんどない(0)	□ ときどきある(1)	□ よくある(3)
2. 不安だ	□ ほとんどない(0)	□ ときどきある(1)	□ よくある(3)
3. 落ち着かない	□ ほとんどない(0)	□ ときどきある(1)	□ よくある(3)
4. 憂うつだ	□ ほとんどない(0)	□ ときどきある(1)	□ よくある(3)
5. よく眠れない	□ ほとんどない(0)	□ ときどきある(1)	□ よくある(3)
6. 体の調子が悪い	□ ほとんどない(0)	□ ときどきある(1)	□ よくある(3)
7. 物事に集中できない	□ ほとんどない(0)	□ ときどきある(1)	□ よくある(3)
8. することに間違いが多い	□ ほとんどない(0)	□ ときどきある(1)	□ よくある(3)
9. 仕事中，強い眠気に襲われる	□ ほとんどない(0)	□ ときどきある(1)	□ よくある(3)
10. やる気が出ない	□ ほとんどない(0)	□ ときどきある(1)	□ よくある(3)
11. へとへとだ（運動後を除く）	□ ほとんどない(0)	□ ときどきある(1)	□ よくある(3)
12. 朝，起きたとき，ぐったりした疲れを感じる	□ ほとんどない(0)	□ ときどきある(1)	□ よくある(3)
13. 以前とくらべて，疲れやすい	□ ほとんどない(0)	□ ときどきある(1)	□ よくある(3)

〈自覚症状の評価〉各々の答えの（ ）内の数字を全て加算してください　　合計　　点

Ⅰ	0〜4点	Ⅱ	5〜10点	Ⅲ	11〜20点	Ⅳ	21点以上

(2) 最近1ヵ月間の勤務の状況について，各質問に対し最も当てはまる項目をチェックしてください．

1. 1ヵ月の時間外労働	□ ないまたは適当(0)	□ 多い(1)	□ 非常に多い(3)
2. 不規則な勤務（予定の変更，突然の仕事）	□ 少ない(0)	□ 多い(1)	―
3. 出張に伴う負担（頻度・拘束時間・時差など）	□ ないまたは小さい(0)	□ 大きい(1)	―
4. 深夜勤務に伴う負担（*1）	□ ないまたは小さい(0)	□ 大きい(1)	□ 非常に大きい(3)
5. 休憩・仮眠の時間数及び施設	□ 適切である(0)	□ 不適切である(1)	―
6. 仕事についての精神的負担	□ 小さい(0)	□ 大きい(1)	□ 非常に大きい(3)
7. 仕事についての身体的負担（*2）	□ 小さい(0)	□ 大きい(1)	□ 非常に大きい(3)

*1：深夜勤務の頻度や時間数などから総合的に判断してください．深夜勤務は，深夜時間帯（午後10時〜午前5時）の一部または全部を含む勤務をいいます
*2：肉体的作業や寒冷・暑熱作業などの身体的な面での負担

〈勤務の状況の評価〉各々の答えの（ ）内の数字をすべて加算してください　　合計　　点

A	0点	B	1〜2点	C	3〜5点	D	6点以上

次の表を用い，(1)自覚症状の評価，(2)勤務の状況の評価結果から，仕事による負担度の点数(0〜7)を求めてください．

仕事による負担度点数表

		勤務の状況			
		A	B	C	D
自覚症状	Ⅰ	0	0	2	4
	Ⅱ	0	1	3	5
	Ⅲ	0	2	4	6
	Ⅳ	1	3	5	7

※上記(1)，(2)のチェックリストでは，糖尿病や高血圧症等の疾病がある方の場合は判定が正しく行われない可能性がありますので，「心身の健康状況，生活状況等の把握のためのチェックリスト(例)」等のチェック結果も含めて評価を行ってください．

 仕事による負担度の点数は 　　　点(0〜7)

判定	点数	仕事による負担度
	0〜1	□ 低いと考えられる
	2〜3	□ やや高いと考えられる
	4〜5	□ 高いと考えられる
	6〜7	□ 非常に高いと考えられる

※点数が4点以上の場合は仕事の負担度が高いと考えられます．

(文献2)より)

表13-2　心理的な負担(ストレス)の状況の確認の際の観点(例)

高ストレス者に対する面接指導の際に使用可能
心理的な負担(ストレス)の状況について，ストレスチェック結果をみたうえで，たとえば，下記のような観点で労働者から聞き取ります．

① 持続期間
- ストレスを感じないか，すぐ軽快する
- ストレスを感じることはあるが，長くは続かない
- ストレスが慢性的に続いている，あるいは今後も続きそうである

② 症状の程度
- ストレスによる症状*がほとんどない．あるいは軽快している
- ストレスによる症状がいくらかある
- ストレスによる症状がかなりある，あるいはストレスによる不眠または食欲不振がある

③ 本人の悩みや苦痛
- ほとんどない
- いくらかある
- 強い

④ 仕事や生活の支障
- ほとんどない
- いくらかある
- かなりある

＊：気分や体調の不調(抑うつ感，不安感，疲労，頭痛など)をいう．

(文献2)より)

「一緒にリストを埋める」作業にも使えるかもしれない．

表13-2は，面接の際に産業医が意識すべき項目が並んでいる．ストレスの分類や自覚などであるが，自分自身の姿をどのように自覚しているか？ ストレッサーがどのようなものであるかを述べさせるものである．初診患者さんに質問する内容と同一である（文献2）p.16-25）．

両者の共通として，「抑うつ症状に関する質問」（表13-3）[2]，①長時間労働に対して，「脳・心臓疾患のリスク評価の方法」などが続く．抑うつ症状に関する質問は2個

表13-3　抑うつ症状に関する質問（例）

必要と判断される場合に，医師が直接，労働者に質問してください．

長時間労働者については，疲労蓄積度の状況等から必要があると判断される場合に，「その他心身の状況」の確認において，質問を行います．
高ストレス者については，ストレスチェック調査票上の抑うつ症状に関する質問項目などの点数が高い場合に，「心理的な負担の状況」の確認において，質問を行います．

	質問	いいえ	はい
A1	この2週間以上，毎日のように，ほとんど1日中ずっと憂うつであったり沈んだ気持ちでしたか？	□ いいえ	□ はい
A2	この2週間以上，ほとんどのことに興味がなくなっていたり，大抵いつもなら楽しめていたことが楽しめなくなっていましたか？	□ いいえ	□ はい

A1とA2のどちらか，あるいは両方が「はい」である場合，下記の質問に進む．
両方とも「いいえ」の場合，以下のA3からA5までの質問については省略してよい．

この2週間以上，憂うつであったり，ほとんどのことに興味がなくなっていた場合，

	質問	いいえ	はい
A3	毎晩のように，睡眠に問題（たとえば，寝つきが悪い，真夜中に目が覚める，朝早く目覚める，寝過ぎてしまうなど）がありましたか？	□ いいえ	□ はい
A4	毎日のように，自分に価値がないと感じたり，または罪の意識を感じたりしましたか？	□ いいえ	□ はい
A5	毎日のように，集中したり決断することが難しいと感じましたか？	□ いいえ	□ はい

A1とA2のどちらか，あるいは両方が「はい」で，A1～A5の回答のうち少なくとも3つ以上「はい」がある．

↓

うつ病の疑いあり

次の（ア），（イ）のいずれか，あるいは両方が，
（ア）うつ病の症状のために，仕事や生活上の支障がかなりある．
（イ）死にたい気持ちについてたずね，死についての考え，または死にたい気持ちが持続している．

□ あり　　　　□ なし

□ 専門医療機関への受診を勧める
□ 現在受診中の専門医療機関への適切な継続受診を勧める

□ 保健指導と経過観察

（文献2）より）

の質問で大まかなうつ傾向を知り，3個の質問を加えることでうつのスクリーニングとして使える質問様式であり，これも通常診療で使えるスキルとなる．

付記：初稿提出後，現場からさまざまなマニュアルが出版された．なかでも，産業医と精神科臨床医であり，かつ，労働環境のうつについて裁判事例なども経験が深い天笠氏の著作が非常に実際的であり参照されたい[3]．

産業医の相談場面で

事例紹介

> マイナンバーの導入により，その収集，保管などで総務担当者（Aさん．40代，男性）に大きな負担がかかるようになった．職場の衛生担当者から，月の残業時間が100時間を超えているため，産業医との面接が必要との連絡があり，定期の労働安全衛生委員会・職場巡視の後，Aさんと面接をする時間をつくることになった．

事前に衛生担当者からAさんの情報を集める．30代で営業職として中途採用されたが，ノルマの達成が思うように進まず，上司ともギクシャクしていたようである．仕様の細かなところまでこだわりがみられるため，人ではなく数字を扱う総務への移動になった．もともと人づき合いは得意なほうではないようだ．しかし，数字で間違えたことはなく，異動してからは営業のころにみられた欠勤はなくなっていたとのことであった．現在の職場内では上司や部下とトラブルになっているなどは聞いていないとのことであった．妻と中学生の子どもがいて，居住地から通勤時間は約1時間程度だと推定した．こうした情報を集め，面接に臨んだ（→解説①へ）．

> **解説①**
> 一般外来とは違い，産業医面接では事前に「予習」をすることが可能である．ほとんどの企業では衛生担当者がおり，担当者が古株であれば，その人の「職場の歴史」を知っているので，可能な限りの情報を事前に集めて，面接に臨んでいる（ただし，担当者のバイアスにも注意が必要）．事前にメールでやり取りをしたり，面接前の数分を使って現在の職場での立場や「様子」などを聞くようにしている．産業医がこうした情報を求めていることが担当者にも理解されれば，その後の情報収集は比較的楽である．

最初に，Aさんの現在の業務内容，自身における過重感，疲労感を確認した．

Aさんは，残業時間が100時間を超えていることは理解していた．また，マイナンバーの制度が，社員の間でも評判が悪いこと，その収集のための案内を各職場に配布し

ているが，一向にマイナンバーが集まらないこと．時に総務に対して悪口をいわれるように感じられ，全くやりがいがもてない，といったことを静かな口調で話し始めた．

「マイナンバーを集めるのは総務の「仕事」なのに，Aさんが悪者にされているように感じられる，また，やりがいもあまり感じられないということですかね？」，「まぁそうですね」（→解説②へ）．

> **解説②**
> 　外来において，受診動機や自覚症状の解釈や感情，医師への期待を聞き出すのと全く同じことを行っている．残業に対する感情や仕事への解釈，この面接への期待を双方で確認していく作業を行う．仮に従業員の期待が大幅にはずれる（「産業医が意地悪な上司と別れるような話を幹部にしてくれるはず」など）ことがわかれば，その役目や権利は産業医にはないことをきちんと確認する．

続いて，業務の状況についてたずねた．具体的には勤務の不規則性（予定の変更，突然の指示など），出張や深夜勤務などもあり得るか，ある場合は仮眠がきちんととれるかなどを聞き出していく．そして，業務内容は自身の仕事の仕方に原因があるのか否か，時間軸として，いつかは終わるような課題なのか，全くゴールのみえない課題なのかをたずねた（→解説③へ）．

Aさんは，残業が続いており，会社に泊まることはないが，毎日終電近くで帰っていること．仕事として，自分としてはきちんとマイナンバーを集め，指示されたとおりに保管・管理をしたいのだが，上司から示された保管・管理の具体的方法では，かなり無理があると感じていることを語った．従業員も，不在通知扱いになったマイナンバー通知を郵便物を取りに行く時間がとれないなどといって，非協力的であることを話され，回収作業が遅れているため，その後の仕事に，全く終了のめどが立ってないことなどを話された．

「マイナンバーの郵送作業は遅れているようですね．担当官庁からの指示もよく変わると聞いていますが，Aさんや上司のみなさんも，一生懸命仕事をしているのに，制度に振り回されているだけのようにみえますね」

「ああ，そういえばそうですね」

「マイナンバー制度が始まったばかりで，Aさんのような総務担当者はどの企業でも，みなさん大変なご苦労をされていると新聞で読みました」

「みなさん，Aさんを困らせてやろうと……，拒否のつもりで不在通知を放っておいているということですか？」，「いえ，取りに行く時間がないといってはいるんですよ」，「じゃあ，Aさんも一生懸命ですが，社員さんも決まりを一生懸命守ろうとしているように聞こえますね」，「まぁ，そうかもしれませんね」（→解説④へ）

解説③

　労働者の疲労蓄積度自己診断チェックリスト(**表13-1**)の＜(2)勤務の状況の評価＞に沿った質問に該当．面接の初回で用紙を渡す場合もあるようだが，信頼関係が築かれていないうちに質問紙を渡しても正直に答えるとは思えず，産業医からの「問いかけ」としてたずねるようにしている．

　長時間労働の原因が，外因性要因であるか内因性要因であるか，の区別を意識して質問している．外因性要因(制度変更による一時的混乱，上司・部下の不注意など)であれば，自分のせいではないとの自覚強化を．内因性要因(自らの指示がわかりにくい，仕事への不慣れなど)であれば，悪化因子の分析と改善についての意見を聴取する．

解説④

　正したい反射を意識して質問を行っている．担当者からは拒否的とみえても，皆，できるだけ善意で動いていることが多く，過剰な意図，悪意を言語化し「わざと〜していると……」，「そうじゃなくて……」と話し始めれば，自分がそう思っていないことを自覚できる．「質問者自身の正したい反射」を自覚しないと自然には出にくい質問法だが，意識化を行うには非常に有効である．ただし，この質問法は，なんでも人のせいにしたがる(未成熟人格的)性格の方には，かえって自己感情を正当化や強化してしまうので注意が必要である．

　面接当初は緊張していたAさんの表情も打ち解けているようにみえてきたので，仕事から離れ，通勤や睡眠，趣味といった質問に移る．

　「ご自宅から職場までは1時間くらいですか？　これだけ残業が続くと帰りは何時くらいになって，布団に入るのは何時くらいになるんでしょう？　聞いてもいいですか？」(→**解説⑤**へ)．

解説⑤

　「話題にする許可を得る」質問の仕方を意識している．話題にしてはいけないと感じられる内容に対して，あえて「許可を得る」プロセスを経ることが重要．ヒトは自分の発言には「責任をもちたがる」傾向があるため，質問に答える形で「いいですよ」と許可を得る形にすれば，相手は話題に対して答えざるを得ない．

　例：タバコについてちょっと話題にしてもいいですか？．

　「通勤時間は1時間半くらいです．ええ，実は母が胃がんで入院していまして，自

宅近くの病院で通勤途中に寄るようにしているので，今は寄り道しているんです．私は母親一人で育ててもらったものですから，手術の後やせた母をみていると，ちょっと夜も寝られないときがあるんです．職場の人にも話していません．仕事への集中が落ちているのもわかってはいるんですが……」（→解説⑥へ）．

> **解説⑥**
> 　職場の話に限って面接を進めてきたが，ある程度話が進むと，私的領域の質問についても話しやすくなってくる．事前に集めた情報を確認する部分から始め，次第に衛生担当者でも把握していない事実がないかを，できるだけ聞き出すように努めている．職場での不調には，私的領域に原因があることも多く，産業医面接で私的領域のことを打ち明けてくれ，それが（本人以外であれ）病気・疾病・環境などが原因とわかれば，一般医の顔になり，親身なアドバイスを行う．家庭医・総合医であれば，子どもの非行や，Ａさんのような予期不安などに対しても，「聞き出すだけ，言語化させるだけ」でも面談の効果は十分にある．
> 　また，「職場で話していない原因」については，面接の最後で「衛生担当者にこのことを話してよいか？」の許可を得るようにしている．これを怠ると，次回から「面接をすると職場職員に話題が漏れる」となってしまい，ほかの面接にも影響が出てしまう．キーワードのみメモをして，メモをみながら面接を終える癖をつけている．

「これはみなさんに聞いている質問なんで，大げさかもしれませんが……．「死んだほうがまし」なんて思ったことはないですか？」（→解説⑦へ）．

「とんでもない，そこまでは思っていません」，「そうですか，よかった．私もＡさんをみていてそこまで重症にはみえないのですが，もしそう思っていたら正直にいってもらえるようにと思って，みなさんに聞いているんですよ」

「正直にいえば，もし母が死んでしまったら，「死んじゃったほうが楽かな？」なんて思ったこともあります」

「……そうですか．いや，返事しにくいことをきちんと話していただけてよかったです．このまま面接を終わりにするのはちょっと心配になってきました．今日は薬を出す役目ではないのですが，もしよかったら，私の診療所に寄ってもらって，少し眠れるような薬の助けを借りてみませんか？（もしくは，私は○科なので，これ以上Ａさんの役には立てないかもしれません．今までの経過を少しまとめてみて，心療内科の先生に相談するのはいかがでしょうか？）」

> **解説⑦**
>
> 　少しでもうつの可能性がある場合には，希死念慮について必ず聞くようにしている．「話題にする許可を得る」質問方法を用い，大げさな質問だと自覚しているが，あえて聞くよ．と問いかけている．
>
> 　臨床医は「診断」，「治療」が自分の役目であると認識していることが多いものだが，職場面接では，面接対象は「患者ではなく従業員」であり，医師の側は（診療所や病院と違い）治療の契約はまだ結ばれていないことを自覚または，意識すべきだろう．なかには，担当者にいわれてしぶしぶやってくる人，自分に「変な診断」がつけられやしないかとおびえながら面接にやってくる従業員もいることを理解し，話しやすい状況の設定，職場での面接だが，産業医は医師であり，守秘義務順守の役目があることを強調したほうがよい場合もある．
>
> 　正反対の役目となるが，解説②で述べたように，産業医に過剰な期待を寄せているような相談者とわかれば，こちらから面接を打ち切ったり，それは自分の役目「ではない」と距離を置くような面接となるケースもある．このやりとりも通常の外来診療と全く変わることはない．
>
> 　紹介した事例では，抑うつ症状に関する質問（**表13-3**）も順番どおりには質問していない．しかし，早朝覚醒や興味の欠乏があれば，うつとの診断は比較的容易につく．Aさんも，長時間労働が窓口となったが，集中力の欠如などには母親の病気という因子が隠れていたものである．

　Aさんは，母親のことを話題にしてからは，少しほっとしたような表情にみえた．感想を求めると，自分にとってやりがいのない仕事と感じていたが，従業員にとっても初めての制度で混乱があること，わざとではなく，協力しようとしている面も自覚できたこと．母親のことを初めて話し，だいぶ気持ちが楽になったとのことであった．薬は使わないで，職場の仲間にも打ち明けていきたいなどと話され，また何かあれば相談させてもらいたいとの挨拶で面接は終了となった．

　衛生担当者には，重症なうつではないが，母親の病気という因子があり，日によって早く帰宅できるようなシフトの工夫が望ましいなどの結果を伝えた．

参考文献

1) 五十嵐正紘, 山田隆司, 名郷直樹, 他：Interviewあらためて, ジェネラルを師に学ぶ. 月刊地域医学, 22 (11)：1126-1135, 2008.
2) 厚生労働省労働基準局安全衛生部 労働衛生課産業保健支援室：長時間労働者, 高ストレス者の面接指導に関する報告書・意見書作成マニュアル. 平成27年11月, 厚生労働省, 2015.
http://www.mhlw.go.jp/bunya/roudoukijun/anzeneisei12/manual.html
3) 天笠　隆：ストレスチェック時代のメンタルヘルス・労働精神科外来の診察室から. 新日本出版社, 東京, 2016.

（星野啓一）

Scene7：地域で

14 プライマリ・ケア医が診療所の外に出て行う自殺予防活動

プロローグ：保健師からの電話

　「もしもし，こちらは市の保健センターに所属する保健師の〇〇と申します．実は，このたび先生に市の自殺対策ネットワーク会議のメンバーに加わっていただきたいと思いまして，詳しい説明とお願いのためにクリニックにお邪魔したいのですが，お時間をいただけますでしょうか？」

　ある日，こんな電話があなたのクリニックにかかってきた．

　あなたはフツーの開業医であり，一般内科と小児科を中心とするプライマリ・ケアの診療に従事している．

　「えっ，私は精神科医じゃありませんよ．自殺対策といわれても，正直なところよくわかりませんが……」

　困惑するあなたに対して，保健師はこう答えた．

　「お忙しい先生に，突然ご無理なお願いを申し上げまして恐縮です．自殺対策ネットワーク会議には，もちろん精神科の先生もすでにメンバーに入っていただいております．ところで，うちの市で1年間に何人ぐらい自殺で亡くなられるか，その数を先生はご存じですか？」

　「お恥ずかしいことに，全く知りませんし，見当もつきません」

　「そのあたりの事情も含めまして，いろいろとご説明させていただきたいと思いますので，どうかよろしくお願いいたします」

　「お役に立てるかどうかわかりませんが，お話をうかがうだけでしたら……」

　「ありがとうございます．では，詳しい内容はそのときに」

　面会のアポイントメントを交わして，保健師からの電話は終わった．

保健師との対話で地域の実情を知る

　あなたのクリニックへ，保健センターの保健師が2人でやって来た．2人は保健センターのなかで，自殺予防対策の企画と実施を担当していると自己紹介した．

　保健師が持参した地域の詳しい自殺統計を初めて眼にしたあなたは愕然としてし

まった．日本の自殺者が，1998年以降年間3万人超えを続けていたことは知っていたが，クリニックの診療エリア内での実情については全く無知であった．

自殺完遂者の背景はさまざまであった．なかには，4世代同居の裕福な家庭のなかで，要介護認定を受けている後期高齢者が，ある日突然に縊死しており，いったいどのような事情があったのだろうかと困惑するケースも多い．

「このような実情を踏まえて市の自殺予防対策を考えておりますが，ぜひこの地域の最前線で診療されている精神科ではない開業医の先生にも，その会議のメンバーに加わっていただきたいのです．これまで，精神科の先生や，精神保健福祉の専門家だけで話し合ってきましたが，正直なところ，いき詰まっておりまして……」

「なるほど，みなさまのご苦労や困りごとについては，何となく想像ができるようになりました．でも，なんで私に白羽の矢が立てられたのでしょうか？」

「先生には，これまで保健センターが主催する住民向けの健康教室の講師をいろいろとお願いしてまいりました．糖尿病予防や禁煙のすすめなどのお話は，とてもわかりやすく，毎回，参加者にも大変好評です．そんな先生なら，自殺予防につきましても，糖尿病，高血圧，喫煙などと同じ"地域住民の重要な健康問題"として捉えて，前向きに取り組んでいただけるものと信じてお願いに上がりました」

「おっと，あまりおだてないでくださいね．でもそういわれると，自殺予防活動にも何だか興味がわいてきました．それでは，市の自殺対策ネットワーク会議には，喜んで出席させてもらいますよ」

「ありがとうございます！ お忙しいところ大変恐縮ですが，どうぞよろしくお願いいたします．いろいろと資料を持参いたしましたので，ご参考になりそうなものを，どうぞご覧ください」

保健師たちは，あなたの手元にたくさんの冊子やパンフット類を置いて帰っていった．

何から手をつければよいのか？

保健師たちが置いていった資料のなかで，あなたは「自殺対策白書」と「ゲートキーパー養成研修用テキスト」という冊子を読んでみた[1,2]．

地域における自殺予防活動を企画する際の枠組みとして，国が定めた「自殺総合対策大綱」に掲げられている9つの重点施策というものがあることがわかった（**表14-1**）．

「この重点施策なかで，内科の開業医が診療所の外で取り組みやすい課題はどれだろう？」

あなたは頭のなかであれこれと思いを巡らせてみた．

「自分に関係がありそうなのは，③早期対応の中心的役割を果たす人材を養成する，

表14-1 自殺総合対策大綱　重点施策

① 自殺の実態を明らかにする
② 国民一人ひとりの気づきと見守りを促す
③ 早期対応の中心的役割を果たす人材を養成する
④ こころの健康づくりを進める
⑤ 適切な精神科医療を受けられるようにする
⑥ 社会的な取り組みで自殺を防ぐ
⑦ 自殺未遂者の再度の自殺を防ぐ
⑧ 遺された人の苦痛を和らげる
⑨ 民間団体との連携を強化する

④こころの健康づくりを進める，⑤適切な精神科医療を受けられるようにする（**表14-1**）の3つだな」

これらの課題のなかから何を選んで，実際にやってみるかについては，この地域の特性や実情，マンパワー，配分された予算なども勘案しなければならないので，保健師や行政職員と相談する必要がある．

「これまで，自殺という問題と全く縁がなかった自分が，「ゲートキーパー養成研修用テキスト」に書かれているような研修会をやってみたいという気持ちになるなんて，何だかとても不思議なことだが……．できることから，始めるしかない」

そうつぶやくと，あなたは保健師たちに「作戦を練るためのミーティングをしませんか？」というメールを送った．

ゲートキーパー研修会の準備

保健師たちとのミーティングでは，さまざまな意見やアイディアが出てきたが，保健センターが中心となって展開できる事業としては，やはり自殺予防のためのゲートキーパー育成が実現可能なものであるという結論となった．

そこで，ゲートキーパー研修の対象となる職種や役職を考えてみると，民生委員・児童委員，保護司，ケアマネジャー，小中学校教員，保育士，市役所一般職員，健康づくり推進員，老人クラブ役員などが候補としてあがってきた．

「まさに，誰でもゲートキーパー，ですね」
「では，この研修企画を"誰でもゲートキーパー作戦"と呼ぶことにしましょう」

保健師たちは，さっそく民生委員，学校，市役所などと連絡をとって，研修のスケジュールを立て始めた．

そしてあなたには，1回90分と定めた研修会の内容をデザインするという仕事が待ちかまえていた．これまで，市の保健センターと組んで行ってきた，糖尿病予防，

表14-2 メンタルヘルス・ファーストエイドによる支援

り	リスク評価
は	判断・批評せず聴く
あ	安心・情報を与える
さ	サポートを得るように勧める
る	セルフヘルプ

(文献3)より一部改変)

高血圧予防，ダイエット，禁煙のすすめなどのプログラムと同様に，一方的な講義ではなく，体験学習型の研修会にすることはいうまでもない．

　研修のテーマは決まっている．「死にたいといわれても，うろたえない〇〇になる」だ．〇〇のなかには，参加者の職種が入る．つまり，民生委員が対象なら，「死にたいといわれても，うろたえない民生委員になる」というわけだ．

　研修を前半と後半に分けて，前半は「現状把握編」，後半は「実践編」としよう．

　「現状把握編」は，日本の自殺の実態と自殺に関する基礎的な知識を学ぶセッションとなるが，ここでは糖尿病予防教室などで好評だったクイズ形式でやりたい．赤，青，黄色の色紙でつくったカードを参加者にあげてもらって，クイズに答えてもらうのだ．クイズの設問の元ネタになる統計や知識は，「自殺対策白書」や「ゲートキーパー養成研修用テキスト」にちゃんと書いてあるので心配はない．

　具体的には，「日本の年間自殺者数は，年間交通事故死亡者数の何倍でしょうか？ 2倍と思う人は赤，3倍と思う人は黄，6倍と思う人は青の札をあげてください」というスタイルとなる．

　つづく「実践編」では，自殺に傾いた人への接し方(p.8)として，内閣府自殺対策推進室が推奨する「メンタルヘルス・ファーストエイド」の5つの基本ステップ(りはあさる)を学んでもらうことにした（表14-2）．また，「ゲートキーパー養成研修用テキスト」には，ファーストエイドの実践に関する動画DVDもついているので，そのなかから比較的短い時間で視聴できる「一般編：悪い対応・良い対応」もみてもらう[2]．

　うつ・自殺に傾いた人のリスク評価(p.2)を，一般人であるゲートキーパー候補者たちに，どのように伝授するかについては最も悩ましい問題だ．

　あなたは，県の医師会が主催する「かかりつけ医の心の健康対応力向上研修会」に参加して学んだことのある，psychiatry in primary care (PIPC)が使えるのではないかと思いついた．

　PIPCは精神科を専門としない医師が，内科やプライマリ・ケアという自らの専門領域のなかで，適切な精神科的対応ができるようになるための教育訓練プログラムである[3]．PIPC研究会が作成した「MAPSO問診チェックリスト」(巻末資料：p.193)は，

平易な日本語による質問を読み上げるだけで，初心者であっても患者の心理コンディションを比較的短時間のうちに評価できる．

そこで，「MAPSO問診チェックリスト」のなかから，「うつ症状」に関する質問だけを抜粋して，ゲートキーパー研修のなかでロール・プレー実習をしてもらうことにした．そこだけなら，1回のロール・プレーの所要時間は5分程度で終わる．

「やれやれ，これで何とかなりそうだ」

構成と内容が決まれば，後はスライド作成や配布資料づくりに邁進するだけだ．

ゲートキーパー研修会をやってみた

こうして，あなたと保健師で行うゲートキーパー研修(90分セッション)のタイムテーブルがようやく完成した(**表14-3**)．研修の実施に先立ち，その内容の妥当性について，自殺予防を専門とする精神科医に校閲をお願いしたところ，「問題なし」というお墨つきをもらうことができた．

研修会の会場は，1グループが6人となるようにテーブルを島状に配置した．ファシリテーターはプライマリ・ケア医であるあなたと，自殺予防対策を担当する保健センターの保健師の2人が担当した．

体験学習型のプログラムでは，クイズ，グループワーク，動画，ロール・プレーなどを盛り込んだため，参加者たちは眠らずに楽しみながら研修に取り組んでくれた．

また，一連の研修会では，開始前と終了後に，研修効果判定のための質問紙による調査を行った(**表14-4**)．その結果，自殺予防の知識を問う項目すべてにおいて正答率の増加が認められた．さらに，自殺予防に対する自信および危機介入スキルの有

表14-3　プライマリ・ケア医が行う自殺予防研修会プログラム

- イントロダクション：なぜ，自殺予防とかかわらなければいけないのか？
- クイズで学ぼう！　日本の自殺の実態
- グループワーク：自殺のサインを見逃さないために
- まんがで知っちゃおう，あなたの身近にある「うつ」
- 自殺に傾いた人への対応のしかた：メンタルヘルス・ファーストエイドの5ステップ
- 動画：「こころのサインに気づいたら(悪い対応編・良い対応編)」
- うつと希死念慮の評価のしかた
- 問診の実演(医師・保健師によるデモ)
- ロール・プレー実習
- あなたにもできる自殺ブロック法：「指切り」してみましょう
- アルコールとうつ・自殺との関係について
- 自分自身のメンタル・ヘルス(燃え尽きないために)
- まとめ：死にたいといわれても，うろたえない市民になる

Part1. 自殺と向き合う

表14-4　自殺予防研修会事前・事後アンケート

a 以下の各項目の質問の内容について，「そう思う」，あるいは，「そう思わない」のいずれかに○印をつけることでお答えください	b 自殺予防に対するご自身の印象やお考えについておたずねします．各項目について，「そう思う（できる）」，あるいは，「そう思わない（できない）」のいずれかに○印をつけることでお答えください
1) 日本の自殺者数は，交通事故による死亡者数より少ない． 　1．そう思う　　2．そう思わない	1)「自殺やこころの健康の問題にかかわれ」といわれると腹が立つ 　1．そう思う　　2．そう思わない
2) 自殺を口にする人は，本当は自殺しない 　1．そう思う　　2．そう思わない	2) 一般市民に自殺予防に取り組む責任はない 　1．そう思う　　2．そう思わない
3) 自殺は何の前触れもなく，突然起きる 　1．そう思う　　2．そう思わない	3) 自殺に傾いた人を援助するのは，報いのある仕事だ 　1．そう思う　　2．そう思わない
4) ほとんどの自殺者は，生前何らかの「こころの病い」にかかっている 　1．そう思う　　2．そう思わない	4) 医療保健の専門家ではない自分が，自殺を防ぐために個人でできることはほとんどない 　1．そう思う　　2．そう思わない
5) うつ病は薬などの治療がよく効くので，早期に発見して治療を施せば，自殺予防につながる 　1．そう思う　　2．そう思わない	5) 自殺に傾いた人の話を，じっくりと聞くことができる 　1．できる　　2．できない
6)「死にたい」といわれたら，できる限りその話題に触れないほうが無難である 　1．そう思う　　2．そう思わない	6) 自殺に傾いた人に，自殺を実行する計画についてたずねることができる 　1．できる　　2．できない
7)「死にたい」といわれたら，具体的な計画があるかどうかなどの危険性をただちに評価すべきである 　1．そう思う　　2．そう思わない	7) 自殺に傾いた人にであったら，適切な相談窓口へつなぐことができる 　1．できる　　2．できない
8) 自殺に傾いた人の悩みは，アルコールを飲むことで緩和される 　1．そう思う　　2．そう思わない	8) 自殺に傾いた人について，他職種と適切に情報交換できる 　1．できる　　2．できない

研修の事前と事後で同じアンケート（a，b）を行い，自殺に関する知識の定着や態度の変化についての調査を行う．

無を問う項目においても，自信度やスキルの向上がみられた．

　自由記載による感想では，研修で学んだことを今後の活動に活かしたいといった前向きな意見が多かったが，ロール・プレー実習などにより具体的な対応方法は理解できたが，実際の場面で実行できるか不安があるという意見もあった．

自殺予防にかかわってから診療も変わった

　あなたが診療所の外に出て，自殺予防活動にかかわってみると，クリニックのなかでの仕事にも，いろいろな変化が起きた．

　まず，研修会や自殺対策ネットワーク会議を通じて，民生委員，保護司，ケアマネジャーといった，地域の最前線で難しい事例に対峙している人々と，「顔見知り」の関係になることができたので，日々の仕事がさらにやりやすくなった．

　あなたの研修を受けたゲートキーパーたちから，さまざまな情報や依頼がクリニックに寄せられるようになった．たとえば，保育士からは，「園児の母親が，精神的な不調から育児が困難になっている．そちらへ受診するように勧めた」という電話が入った．教員からも，「連絡帳に，死にたいと書いてくる生徒がいる」という相談が舞

いこんできた．いずれも，当事者と面接してみると，自殺のリスクは高く，精神科専門医による評価と治療が必要なケースばかりであった．

ゲートキーパーたちにとって，なじみのある開業医に相談することは抵抗感が低いためか，自殺に傾いた人たちに関する情報を気軽に提供してくれるようになったことは，あなたに大きな驚きと喜びをもたらした．

エピローグ：地域のなかで「生きる」と向き合う

保健師からの電話で，図らずも地域の自殺予防活動に「巻き込まれた」あなたは，実際にゲートキーパー研修を企画・実行してみて，次のような学びを得ることができた．

地域における自殺対策では，自殺の事前予防，危機対応，事後対応まで包括して実践することが必要である．また，自殺に傾いた人々の抱える問題は，医学的次元にとどまらず，「医療モデル」による対応では不十分であり，「社会モデル」，「地域（コミュニティー）モデル」としての多様な支援や行政的な政策など複合的な対応が求められている．そのような自殺対策を地域で実践するには，地域の実情に合わせて，対策にかかわる人材を育成する「人づくり」と，関連する領域の「ネットワークづくり」がきわめて重要となる．地域社会と地域住民の健康問題を扱う専門家であるプライマリ・ケア医が，精神科専門医や行政担当者らと連携して，「人づくり」と「ネットワークづくり」の双方と積極的にかかわる意義は非常に大きい[4]．

「これからも，診察室の外へ出て行って，仲間とともに，地域のなかで「生きる」と向き合うための自殺予防活動を続けよう」

あなたは，そうすることに決めた．

謝　辞

本項は，内科医である筆者が企画・実践している愛知県西尾市保健センター主催の自殺予防ゲートキーパー研修会の経験に基づいて，精神科を専門としないプライマリ・ケア医が診療所の外で行う自殺予防活動に取り組む際の道筋を物語風に綴ったものである[5]．

西尾市における自殺予防プロジェクトでご指導いただきました精神科医の先生がたと，企画を推進してくださいました保健師のみなさまに深謝いたします．

参考文献

1) 内閣府：自殺対策：自殺対策白書．
   http://www8.cao.go.jp/jisatsutaisaku/whitepaper/index-w.html
2) 内閣府：自殺対策：ゲートキーパーとは？
   http://www8.cao.go.jp/jisatsutaisaku/kyoukagekkan/gatekeeper-index.html

3) Schneider RK, Levenson J：Psychiatry essentials for primary care. American College of Physicians, Philadelphia, 2008.（井出広幸, 内藤　宏（監訳）, PIPC研究会（訳）：ACP内科医のための「こころの診かた」─ここから始める！あなたの心療, 丸善, 東京, 2009.）
4) 宮崎　仁：プライマリ・ケア医が実践する心療の「光と影」～私たちだから, できることとは？～. プライマリ・ケア医による自殺予防と危機管理─あなたの患者を守るために, 杉山直也, 河西千秋, 井出広幸, 宮崎　仁（編）, 南山堂, 東京, 7-16, 2010.
5) 宮崎　仁：自殺総論 診療所の外に出て行う自殺予防活動. 治療, 97（6）：799-801, 2015.

（宮崎　仁）

Scene7：地域で

対話②

15 プライマリ・ケア医として子どもの自殺に地域で向き合う

参加者

松坂英樹（松坂内科医院／奈義ファミリークリニック）
遠井敬大（埼玉医科大学総合医療センター救急科(ER)）

学校医や家庭医と地域とのかかわり

遠井 企画のお話があったときに，僕のほうから松坂先生を学校医としてあげさせていただきました．家庭医のなかでも，子どもとのかかわりについて，積極的にワークショップをやっていらっしゃる印象がありました．今回の「プライマリ・ケア医として子どもの自殺に地域で向きあう」というテーマは，結構難しい印象があります．実際，自分の学生時代に学校医の先生は誰だったか，ほとんど記憶がない，あるいは意識していなかったと思うんですね．

学校医としてできること，「自殺に向き合う」ということでは，たとえば，これまで子どもたちの気持ちが自殺に傾いたときに，相談相手として学校医はあまりイメージしなかったし，実際にあまり聞いたことがない．逆に自殺の話が出た時に，「誰に相談するのか」と考えると，学校の先生や，友だちが思い浮かぶのではないでしょうか．学校医としては，かかわり方次第では，今後新しい役割が出てくる可能性があります．そう意味では，地域に近い家庭医が担う役割は大きいと思います．

松坂先生は学校医としてどのような活動をされているのでしょうか．

松坂 地域の家庭医と学校医，それぞれの立ち位置で，活動内容を区別しているかというと，そういうわけではないのですが，ただ学校医として行ったほうが学校を使って開催しやすいので，学校医と銘打ってやっている活動もあります．学校医のメリットというのは，学校に気軽に入っていけることです．アポイントメントもなしにいきなり小学校に入っていくなんて，普通に考えると確実に不審者扱いだと思います．

「学校」にはみえないバリケードがあり，地域との間には一定の距離感があるのですが，訪問診療(往診)ついでに，発表会の練習風景を眺めて帰ったり，授業をちょろっと覗いて子どもたちとと雑談したりできるのが学校医だと思います．僕の記憶にある

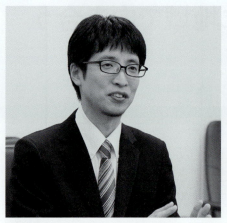
松坂英樹

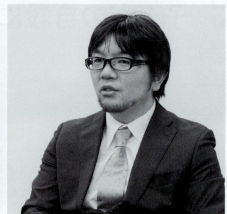
遠井敬大

学校医の先生は，健診のときに10秒20秒会うような関係でしたが，そうじゃなくて，本当にふらっと立ち寄って「どうですか」みたいな話ができるのが学校医の1つの特権だと思っています．

　僕の働いている地域では，園医でもない保育園でも，「ここの園児がうちの診療所によく来ているので」という感じで，園にお邪魔してもとくに何もいわれない．関係性もあってか，アポなく訪れても別に園や学校も嫌な顔をしない．学校によっては子どもたちの人数も多くないので，学校側次第ですが，ひどいいじめも基本的には生じにくいと思うのですが，それよりも，もっと身近な成長やその後の様子を聞けるというのがメリットです．

遠井 松坂先生から，すごく自然に，「何となくふらっと立ち寄って」という言葉が出てきたのですが，家庭医的な視点としてはよく理解できますし，そういうのができるといいなと思う一方で，実際にそういう先生が多いのかというと，そうでもないのかと……．

　学校にふらっと立ち寄れたり，子どもとさりげないコミュニケーションがとれる環境というのはすごく大事です．健康診断に加えた，こういうかかわりのなかなら，自殺のような重いテーマも話題にできると思うんです．子どものほうがどこまで医師に相談するかは，学校以外の関係も必要になってくると思います．

　僕はどちらかというと診療所のベースが都会なので，地域的にいろいろな問題がクローズアップされます．とくに子どもの自殺の場合，自殺全体の割合としては，それほど大きい数ではないですが，いじめの問題とイコールで語られることも多いと思います．私たちの地域で診療していると，そこに貧困問題や家族問題が絡んでいることが多く，逆にそこまで介入していくためには，子ども以外の家庭環境などの部分がみ

れることも重要ですね．

子ども本人とはどうかかわる？

遠井 いじめの問題があると，子ども本人を通して伝わってくることよりも，患者さんやスタッフのほうから聞こえてきたり，外来患者の○○さんのお子さんはこういうことで困っているという話が聞こえてくることもあります．僕らは間接的なアプローチならできるかもしれませんが，自殺という問題までいくと正直難しいです．どこまでかかわってよいのか，悩ましく思うこともあります．

　子どもの自殺問題というと，実際には思春期ぐらいが多いと思いますが，家庭医の外来をやっていても思春期というのはほとんど病気をしない．逆にいうと病院に来ないんです．生まれてから小学校ぐらいまでは診ているのですが，一時期かかわりが中断する世代です．逆にそういう子どもたちが，ふと予防接種や病気で来たりしたときに，僕は診療と一緒に「学校どう？」，「部活楽しい？」，「友だちどう？」ということを聞くようにしています．そこでのやりとりで引っかかったときに「何かアプローチできないか」と感じることはあります．松坂先生はどうですか．

松坂 時間的な難しさも感じるのですが，亀田ファミリークリニック館山の岡田唯男先生がやっているように，「とりあえず保健室に半日いてみる」といったことをやっていくのも1つの方法でしょう．あとは僕も遠井先生のように診療の際に話を振るんですが，「そこでこういう相談をしていいんだ」と子どもたちに思ってもらえるところまでは，まだいけていないと感じることもあります．

　精神科も近くにある地域なら，おそらく直接精神科に受診しているというのもあると思うし，「いつも行っている診療所でもこんなに話を聞いてもらえるんだ」とは，まだ思ってもらえてないのかもしれません．

　先日，仙台であった外来小児科学会（第25回　日本外来小児科学会年次集会）に参加させてもらったのですが，僕以上に学校に参加している学校医の先生は，健診の後に児童から個別の相談を受ける枠をとって，子どもたちと個々で面談をしているそうです．僕も将来的にはそういうこともやりたいですけれど，いろいろなものを犠牲にしないと，そこまではできないだろうなとも思っています．

遠井 松坂先生のお話を聞いて，診療目的以外のかかわりが結構大事だなと思いました．たしかに僕らのところでも，小さい子どもでは発達の相談が多くなってしまう．病気からのアプローチだと，自殺を含めた話が多く出る中学生の問題へのかかわりは難しいのですが，一方で，僕ら家庭医というのは，病気を診るというよりもそれ以外の部分を診るというのがスタンスとしてすごく重要な部分になる．おそらく最初から

精神科に行く親御さん，お子さんというのは，自殺企図後の対応が主なかかわりになってくると思うので，予防という観点では，僕らが担うところが一番大きくて，早い時点で自殺につながるような子どもたちの悩みに介入することができると，自殺にかかわる問題を，根本から減らすことができると思います．何でもそうですけど．予防という役割は大きいと思います．

　僕はあまり経験がないですけれど，長く予防接種などで顔を合わせていくうちに，病院やお医者さんは嫌いだけど，あの先生と話すのなら行ってもいいなと思ってもらえるとよいと思います．学校のことでの相談だったり，お母さんやお父さんの話で来たりということもあると思います．大人と一緒に来たときは，僕らは分けて話をしますが，お母さんと離れたところで，ぽろっといってくれると「何かあるのか」という話もできたりします．家庭医が何かのストッパー役として働くことができます．

家族とはどうかかわる？

　遠井　家庭医は，地域や家族を患者背景として診療を行うわけですが，松坂先生は奈義ファミリークリニックで実践されていたので慣れているかと思いますけれど，家族へのかかわりというのは結構大きいと思うんです．おそらく小児精神科や小児科だけで子どもに接している先生との違いは，家族全体をみているというところだと思います．

　最近，自分が気になっている患者さんの例ですが，定期的にぜんそくでかかわっているご高齢の患者さんがいて，たわいもない話からお孫さんの受験の話になりました．そのお孫さんは自宅に帰る前におばあちゃんの家に寄って，いろいろ話をして帰るそうです．どうも話を聞いていると，都会だから受験が結構大変なようで，自分の住む地域から離れて進学し，友達もできたりできなかったりといった状態のようです．勉強も競争なので，何か煮詰まっている感があるようです．しかしお母さんは勉強しなさいという．そういう精神的な狭間でおばあちゃんの家に何となく寄るようでした．

　僕が診療で患者さんに聞いているのは，「ぜんそくはどうですか，何かありますか」ということですが，「毎日のように孫が来て疲れるんだよね」みたいな話をするんです．毎日お孫さんが来るというのは何だろうと思って聞いてみたところ，そんな話が出てきて，「私は（祖母自身），それほど無理してやらなくてもいいと思うんだけど，娘は息子を進学させようと一生懸命やってきて，それで合格して進学したのに，成績のことをいろいろというので，それで孫は逃げて来てるのか」といった話をされるので，「そういうのもあるかもしれないから，むげに毎日来るなとはいわずに，話を聞いてあげてほしい」，「逃げ場所になっているのかもしれない」という話を患者さんにしました．それからはぜんそくのことよりも「今日の孫はこんな感じです」とお孫さんの相談をされるようになってきました．

松坂 間接的に孫を診療しているみたいな？

遠井 はい．そういう例では，今までの経験から，その後に「先生，今度孫を連れて来ていいですか」という話になって，お孫さんが一緒に来て，「実はね」みたいな話になる．先ほどの予防じゃないですけど，病気として精神疾患になったり，自殺のアクションを起こしたりする前に，介入することができる．僕らの仕事の最大のメリットなのではないかと思います．そうした家族的なアプローチについては，松坂先生は詳しいですが，どうですか．何か意識することはありますか．

松坂 遠井先生のいわれたように，血圧などで診療所に通院している患者さんというのは，いい方は悪いですが，月単位の診察でも，それほど大きく何かが変わるわけではないので，ちょっとずつ関係を深めていくうえで，家族情報を聞いているうちに，子どもや孫が学校に行けてないという話が出てくるということは実際にあると思います．そういう家族にかかわるときは，家族内でのそういう子どもへのかかわり方を変えていかなきゃいけないところが多い．家族まるごと通院している場合は，これまでの関係性もあるので，「ちょっと時間をとって」外来中や空いた時間に，発生している問題について話をすることがしやすかったりもします．しかし家族だからこそお互いがいる場面では話しにくいこともあるので，実際の診療では，子どもをみて，親と話して，またそれぞれと話すという型式をとることはあります．

とくに発達問題の場合，親が心配し過ぎていることが，本人にとってよくないこともあります．本人は全く気にしていないけれど，結局，親の話を聞くことがメインになってきているということはすごくあります．親のかかわり方が変わるだけで，本人が楽に過ごせていけるというのは，これまでも経験としてあります．

僕自身は，都会のように受験で追い詰められるような人を実際にみることはそれほど多くはなく，比較的のびのびと子どもたちが育っている地域だと思います．子どもが診療所に来たときはもちろんのこと，親や祖父母が来たときにも，「子どもや孫がどうしているのか」というところから入っていくというのが，僕らのアプローチの1つの方法です．遠井先生のいうとおり，その高齢者だけを診ると，プロブレムの1番上には血圧がくるはずですが，それが2番目になっていくというのは，僕らが診療にかかわる大事な点だと思います．僕も先生のお話を聞いていて，より意識しなきゃいけないと感じました．

遠井 家族とのかかわりは1つのポイントです．子どもにアプローチする機会はなかなかないので，そこを広げて地域的に介入していくというのがポイントになりますね．

松坂 子どもの場合は，診療所に来てくれるけど，あまりこれといった話にならないことが結構あります．来てくれていること自体を喜んであげたり，たわいもない話をする段階というのがある程度続くということを，こちらも許容しないといけないと強く感じる事例もありました．実際に車から降りて来られない子どもがいたんです．その時は僕もまだ研修中だったので，車まで行って話を聞くということをしてしまったのですけど，本当はそこまで来てくれたことに対し，「ありがとう」と伝えてあげるところから関係性をつくらなきゃいけなかった．子どもというのはすぐに何かをいってはくれません．親と話してもなかなかいってくれないこともあると思うので，普段からいかに関係をつくっていくかを意識しないといけないと思いました．

遠井 診療所へのかかりやすさ，ハードルの低さというのは，とても大事なことだと思います．松坂先生の場合は親子2代，30年にわたり，地域の医療機関として活動されていらっしゃいますが，地域医療において，（長く）「そこにいる」ということもとても大事なことだと思います．都会がどうとかではないですが，大きな病院だと人も入れ変わってしまいます．家庭医的なところというのは，「そこにいる，存在する」ことが相談しやすさにつながります．気軽に相談できるというのも1つのポイントになってくると思うので，地域での差はあるかもしれませんが，もしかしたら大きなポイントの1つといえるかもしれません．

松坂 地域に30年ということで，長く地域にあるからこそ，逆に「ここではこういった問題を相談をする場所ではない」と患者さんが思い込んでいるといった弊害があるように思います．家庭医療の本のなかにも，医療者本人がその地域に住むのがいいというような記載もありますが，やはり距離を置きたい人（医師も患者も）もいます．僕はたまたま住居と診療の場が同じな環境なので，患者さんとスーパーでも，本屋さんでも，地域のイベントに行っても会うので，診療外で相談を受けることもあります．そこを割り切る先生は割り切ってしまうだろうし，医師それぞれのスタンスになると思います．ただやはり，地域のその場にいれば相談しやすいだろうとは思います．これは一般化できることではないので，そこまで強いるものではないと思うのですが……．

しかし，「この学校にはこの先生がいるんだ」と目にみえて，思い浮かぶ立ち位置ぐらいには，学校医として，最低限取り組んでいくことは大事なんじゃないかなと思います．ただし子どもたちの数が多いとなかなか難しいとは思います．

学校関係者とはどうかかわる？

遠井 僕が今，学校医としてできていない関心事の1つは，家庭医として地域で活動していると，家族や子どもへのアプローチはなんとか行っていけるのですが，学校関係者へのアプローチが難しい．とくに学校医の業務の外の問題だとなおさらでしょう．逆に，学校医だからといって学校の先生がどこまで現状を話してくれるのかは，状況次第だと思いますが，実際にそのあたり，学校の先生に相談されたりというのはあるんですか．

松坂 結構難しいです．学校の先生と関係があれば，学校の先生から相談があったりするんですけど，逆に子ども視点，家族視点から相談を受けたときに，子どもや家族と学校の先生に問題があるということもあります．子ども自体が学校の先生を全く信用していないこともあります．本当は協力してもらわなきゃいけない人なのに，「話してよいか」と聞くと「嫌だ」といわれる．そこの難しさはあります．本来は学校の先生がちゃんと窓口になって，「その子をどうしていこうか」というスクラムを，養護教諭やわれわれと組んでいくのが大事なのだと思いますが，往々にして学校の先生との信頼関係がない子どものほうが逸脱することが多い．本人がいわないでほしいといっている状況のなか，「学校とどこまで連携をしていくのか？ そもそも連携ができるのか？」悩みます．担任が難しい場合は養護教諭やスクールカウンセラーなどと連携を取ることがあります．

遠井 たしかに．学校問題が明るみに出てくると，それでは「学校にどうアプローチすべきなのか？」ということになってきます．個別事例でみていくと，そこが1番難しいです．

松坂 不登校の子どもをみていると，どうしたらいいんだろうかと考えます．何とかクラス替えまでしのいで，次の学年になるときに，担任を決めるところで配分を考えてもらうなどです．ただ田舎になり過ぎるとクラス替えもなかったりもします．

遠井 クラスが1つしかない？

松坂 そうです．僕の地域では中学校ぐらいの規模になってくると，複数学級になり「ストレッサーとなる生徒と別の学級にする，比較的仲のいい友達と一緒の学級にしてもらうようにする」など，そういう関係性もみて学校に働きかけていくということは，できることだと思います．

児童症例を精神科など専門機関へ紹介すべきか？

遠井 いい方は変ですが，疾患として紹介するなら紹介はしやすいです．たとえば，うつのコントロールが難しいとかいった例です．子どもの場合は，自殺企図があからさまにみえたり，薬の適応を含めたものがあれば紹介しやすいのですが，そういう背景が少し垣間みえたり，学校の問題が少しあるかもしれないという段階で精神科に紹介するのは難しいです．

都会でも，近所に精神科があるという状況だとしても，ご家族も含めて精神科の敷居が高かったりします．精神科へ紹介するタイミングはやはり悩みます．紹介すればいじめがなくなるわけじゃないと思うのですけれど，そういう問題に発展すると，「早く（紹介）したほうがよかったのか」，あるいは「逆に紹介をすることで見離された感が出ないか」という葛藤があります．とくに子どもは難しいと思います．

松坂 僕も児童を精神科に紹介したことはないですし，どうすべきか，正答をもっているわけではないのです．隣町に児童精神科を標榜している病院があるので，おそらく紹介するとしたらそこになるのかと思うのですが，本当にこの子はちゃんと紹介したほうがいいというときには，近隣に限らず，もしかしたら県をまたいで，児童の面談を熱心にされているような先生のところを利用せざるを得ないのかもしれません．しかし，現実問題，あまり話も聞かず，薬が出て終わりという専門機関もあるので，「この人はこの先生じゃないと！」と思ったときには，その先生に直接お願いをすると思います．これは子どもに限らず大人もそうです．ピンポイントでその先生にお願いして，行ってもらいます．その合間の予約がないときはこちらで話を聞くというスタンスで，継続的にかかわりながら，途中でSOSが出るようならば早めにかかわれるように間に入ったりするというところです．

遠井 僕もそれほど多くの経験があるわけではないのですが，どうしても紹介の必要があった子どもの患者は，うつ状態で内服薬の適応に関して悩んだ際に，児童精神をやられている先生に電話をして，こちらの外来を続けながら紹介先に行ってもらったということがあります．薬を出すということになると，プライマリ・ケアのレベルだと当然ハードルは高くなります．そこはハードルを高くすべきだと思うので，そういうところで関係してもらったりはしています．

僕らは患者に近いというのがある意味いいところだと思うので，話をするだけでもよいので来てもらって，「どう？」と聞くというスタンスは，精神科の先生ともお互いにやれるといいと思います．

以前の雑誌でも対談（『治療』2015年6月号掲載）のときに，「どこまでかかわった

らいいのか」という話になり，そこで「プライマリ・ケアの先生にも常に一緒にかかわってもらうのがいい」という話をいただいたのが，逆にいうと励みにもなっています．そこでお互いに顔がみえて，「どういう時にどういうふうにしていったらいいのか」と気軽に相談できる関係づくりができると本当にいいです．

松坂　そうですね．本当にそうだと思います．

遠井　でも，都会を離れると精神科の先生はそれほどいないですよね．

松坂　僕の地域にある精神科も，どちらかというと「高齢者，認知症患者，成人メイン」みたいな感じです．そういうところは，正直地域のイメージがそれほどよくはない．「あそこに行ったら終わり」じゃないですけれど，悪い印象が強いです．成人でも受診を渋られるのこともあるので，とりあえずこちらの診療所に来てもらって，こういうときには精神科に受診してもらうということで，かかわりを続けざるを得ないのです．リストカットをしながらもです……．これは患者さんもすごく苦しい状況です．

学校医として必要なこと

遠井　今回の対話で1番気になったのは，やはり学校医というのはコミュニティの1つの単位で，今までもずっと続いてきているんですけれど，子どもの自殺問題というのは解決するのがすごく難しいと思うんですね．逆にいうと，今回の話で思い浮かんだのは，これまでどちらかというと受け身できている医療者が，地域に出て行くことで，今はいろいろな分野でやっているコミュニティ形成を，もしかしたら学校医の新しいスタンスの1つとして，自殺問題などを解決できるんじゃないかと思ったのです．
　松坂先生は今後の活動，目指す新しい学校医像みたいなものはありますか．

松坂　学校医になれば，身体の問題，メンタルのな問題というところにかかわっていくことを役割として認識してもらうということがまず第一歩です．
　学校医として「学校保健委員会」という会にぜひスケジュールを繰り合わせて参加していただくと，委員というごく一部の保護者しか来ない場所にはなりますが，そこから保護者向けの講演会につなげることもできると思います．
　僕が参加している学校保健委員会は小規模校のため保護者も少ないので，ざっくばらんとした感じで，「何か質問はありませんか」というと，「子どもが夜寝れないのをどうしたらいいか」みたいな質問が飛んでくる，これはどう考えても個別のケースだろう，というような相談が出てきたりもします．しかしそういう距離感をつくってい

表15-1 学校保健委員会での保護者からの質問

- 勉強しているときの姿勢の悪い子が気になります．注意したときは，きちんとできているようですが，しばらくたつとまた元に戻ります．何かよい手立てはないでしょうか？
- 寝られるのに，なかなか寝ない子なんですが1回たくさん寝ると，しばらくは毎日たくさん寝るようになります．寝るのは，癖になるんですか？ 2度寝は，とても気持ちいいのですが，なかなか起きれなくなるのは，みんなでしょうか？
- 朝，気持よく起こせる（起きれる）タイミングはありますか？
- 食の細い子にどうやって食べれるようにしたらよいか指導の仕方を教えてください．
- こころの問題，親が気をつけるポイントなどはありますか？
- 子どものダイエットについて．少し太り気味なのでダイエットをさせたほうがよいでしょうか？

くのが大事だと思います．学校医がやらねばならないものではないと思いますが，お願いすれば授業もやらせてくれると思いますし，健診以外で何か1つ生徒との接触がつくれるといいと思います．それができれば，「あの先生こんなこといっていたな」という存在になれる．今回のテーマにおいていえば，そんなに難しくもなくて，最低限の役割として，授業と学校保健委員会に参加することになるんだろうと思います．あまり新しくはないですけど．生徒と近い場に立っていただくことと，保護者や学校と話し合う場に顔を出していくことです．僕が参加している学校保健委員会では，保護者から一般論では答えにくい質問（**表15-1**）がどんどん出てきます．

遠井 素晴らしい取り組みですね．

松坂 そういう問いに答えていって，最低限「こういうことも相談できる存在なんだな」と思ってもらうということが大事かなと思います．学校のほうが拾っていても，問題としてあげていないものも絶対あると思います．学校の先生も転勤などで入れ替わっていくので，ぜひ，学校医がそういうことに取り組んでいってもらうといいです．
　僕はそういうものだと思ってやってきているので，新しいとは思わないんですけれども，そうしたことをくり返すことで，学校と自分の関係になっていくと思うんです．校長先生も変わっていくし，生徒も変わっていく．学校という場は一定のものではないんですけれども，その○○学校と自分の関係というものを築いていければ，より身近な存在になっていくと思っています．学校の先生が変わっても，学校の先生が興味をもってなくても，学校に関して自分が興味と関心をもち続けていく．一定のお金をもらっているので，最低限やってほしいことだと思います．

遠井 それを支えるのは，家庭医として子どもたちに積極的にかかわっていく情熱や，子どもたちや地域にかかわることが好き，ということですか．

15 対話② プライマリ・ケア医として子どもの自殺に地域で向き合う

松坂　そうですね，何ていうんでしょう．僕らの領域というのは，命を救うということはそれほど多いわけじゃないじゃないですか．「手術しました」，「助かりました」という経験というのは全然ないんですけれど，地域として診療所にかかわっていると，5年，10年経ったときに，本当に地道な種まきから稲が育つように，「あの時ここでかかわってよかったな」みたいな，「病い」というのは病気だけではないじゃないですか．雨が降らなければ水もあげなきゃいけない，雑草が生えれば抜いてあげなきゃいけない．これは藤沼康樹先生のたとえです．

遠井　僕は初めて聞きました．

松坂　それが藤沼先生の言葉のなかですごく印象的だったんです．「今，芽が生えるわけでもないし，実が収穫できるかもわからない，そもそも自分が植えたと思わないところから生えていることもある．そのための地道な作業」だと．10年経ったときに，「先生のおかげで今がある」といってもらえることはほとんどないと思うのですが，逆に不登校だったのに学校に行けた子にとっては，もしかしたらそういう存在になっているかもしれない．またどこかで巡り合って，その達成感を感じられる日というのが来るかもしれない．そういう黙々とした営み．それに情熱をもってやっていけたらより楽しいだろうなと思います．プライマリ・ケア医として地域に役に立ってると感じるのは，やはりそこになってくるんじゃないかと思います．

　自分にはできないことをみんながやっていって，「あの時こういうのがあってよかったな」ということができていればいいです．情熱なんでしょうね．好きで好きで楽しんでやっています．

遠井　やはり情熱は重要ですね．今回，家庭医として，積極的に学校やそこで生活する子どもたちにかかわっている松坂先生とお話して，家庭医は診療所から外に出て地域にかかわっていく大切さを感じました．外に出て子どもたちの日常に触れることができてはじめて「自殺」のようなあまり表に出てこない問題に触れることができるようになるのではないでしょうか．子どもの自殺問題に対応するための大きなヒントをいただいたと思います．

Scene 7：地域で

16 精神科医の視点から
―死にたい，死んでもよいという子どもに接するとき―

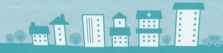

はじめに

　中高生の自殺は，自殺総数に占める割合はそれほど大きくないものの，人口動態統計に基づく年代別死因をみた場合，10〜14歳で3位（14.7％），15〜19歳では1位（37.3％）となり，きわめて深刻な問題である[1]．子どもの自殺というと，いじめが原因と考えがちであるが，複数の要因による複雑な現象である．

　本項では，児童精神科外来で診療しながら，精神科救急に従事する精神科医の立場で，自殺に傾いた子どもへの対応について考える．

 ## 周囲の影響を受けやすい子どもたち

　児童精神科外来には，「死にたいといっている」との理由で連れて来られる子どもがいる．教頭や養護教諭から，「どうしてもすぐに診てほしい」，「緊急事態です」との切迫した依頼を受けることもある．

　印象に残っている症例を紹介する．なお，個人情報保護のため一部改変している．

> **CASE①**
> 　小学6年の4月に転校してきたA子は，登校初日から積極的に周囲の子に声をかけ，クラスの注目を集める存在となった．しかし，それまでクラスの中心的存在であったB子はそれが面白くなく，些細なことで大喧嘩をした．夏休み前には2人の関係は酷く悪化し，クラスの雰囲気は悪かった．
> 　A子グループのうち3人は，夏休みに2回お泊り会を行った．その際，「学校はつまんないし，親もうざいし，生きていてもよいことないよね」と語り始めたA子が，「みんなで自殺したらいいんじゃない？」と持ちかけ，具体的な日程を決めた．2学期のある日，卒業アルバムの写真撮影が予定されていたが，A子は「どうせいなくなるし，写りたくない」と撮影を拒んだ．担任と母親に繰り返し注意されたA子は腹を立て，しばらく学校を休んだ．そんなある日，計画どおりにC美が自宅で手首を切り学校は大騒ぎになった．教頭からの「入院が必要です」との電話の後，A子は，まるで自殺教唆の罪に問われるかのように受診した．

極端な例を紹介したが，子どもたちは，とても周囲の影響を受けやすく，1人ではないとの集団意識，相手に対する過度の同情，約束を守らなければならないとの使命感などが，思いがけない危険行動を招いてしまう場合がある．マスコミによる自殺報道に続く自殺の連鎖も，これと通じるものが一因としてあるのかもしれない．

子どもの自殺とうつについて

　子どもにおいても，自殺と関係が深い精神疾患はうつ病である．子どものうつ病では，抑うつ気分が，易怒的な（イライラした）気分として現れ，攻撃的な行動から，うつにみえない場合もある．子どものうつ病の診断の際には，睡眠障害，とりわけ，早朝覚醒が重要な徴候といわれている．うつ症状に関する聴き取りはもちろんのこと，背景にある悩みや環境要因についての聴き取りも重要である．

　教科書的には，身だしなみがだらしなくなる，引きこもるなどの症状があげられているが，普段どおりに振る舞い，身辺整理をしたり，周囲に感謝を述べたりした後に，突然，自殺してしまう子もいる．自殺で亡くなった子どもの周囲の子どもに対するケアを求められた際に，自殺直前の様子の詳細を知ることがあるが，うつ病のイメージとは大きく異なることも多く，固定観念にとらわれてはいけないことを痛感する．

子どもの自殺企図の方法

　筆者が経験した症例では，性別違和に悩み電気コードで首を絞めて自殺未遂した高校生，虐待を受け続け，バケツの水に顔をつけて窒息死を試みた高校生，いじめを受け感電死を計画した中学生などがいた．小学生では，「死ぬ！」と2階の窓から飛び降りた女児，母親の睡眠薬を7錠飲んだ男児などもいた．「消えたい．交通事故に遭って入院できたらいいのに……」と述べた子や，実際，道路に飛び出した子もいた．自殺関連行動に先立ち，事故を起こしやすくなる傾向が指摘されており，不自然な事故を繰り返す子どもには，注意が必要である．

　自殺の手段に関し，成人では縊首が多いが，低年齢ほどほかの手段が多くなる．リストカットのような致死率の低い行為に関し，ついつい自殺リスクを低く見積もってしまいがちであるが，Pfefferは，「死に至り得る自傷行為を意図することは，自殺行動と定義できる」と述べている[2]．子どもの場合，過小評価によって悲劇が起きてしまうよりは過大評価のほうが望ましいと考える．

衝動性という重要な自殺危険因子

　救急隊や警察などから，「死んだっていい！」と家を飛び出した子ども，あるいは，「死んでやる！」と刃物をもった子どもを保護しているので，すぐに診察してほしいとの連絡を受けることがある．原因は些細なことで，ゲームをやめるよう注意され腹が立った，深夜までスマホをいじっていることを注意されムカついたなどさまざまである．

> **CASE②**
> 　中学生の男子B男は，当直の夜に，警官2人に同行されて受診した．母親にゲームをやめて早く風呂に入るように何度もいわれたために腹を立てて家を飛び出した．深夜になっても帰宅しないため捜索願が出されたが，自宅近くで発見された．よくある親子喧嘩の類なのだろうと話を聞いていたが，やがて，B男には特殊な背景があることがわかった．B男の兄が高校生のときに，同様に些細な口論から家を飛び出し，数日後に，溺死体で発見されていた．兄の死は，事件性は否定され，転落事故とされていたが，自殺の可能性が高かった．

　10～29歳までの年代別死因2位は不慮の事故である．転落事故や交通事故と判断されたケースのなかには，もしかすると，死んでもいいという自暴自棄な行動による死も含まれているのかもしれない．

　衝動性が高く，ときに激しい攻撃性を呈する子どもは，自殺の危険が高まりやすい性格であるといえる．過去に何らかの刺激が加わった場面で，衝動的な行為に至ったことがある子どもについては，詳細な聴き取りが必要である．

診察室での対応について

　見立て（診立て）の作業は，子どもを丁寧に観察し，非言語的なメッセージも受けとめ，誰が困っており，なぜ受診に至ったのか慎重に情報を集め，これからの支援の方針を検討する作業となる．

　待合室での親子の様子も重要な情報となる．入室後は，ねぎらいや共感の言葉をかけ，寄り添う姿勢を伝える．子どもと親，同席か個別か，順番をどうするかは，診療スタイルによるが，筆者は，まず親子一緒に入ってもらい，その後，子どものみと面談することが多い．その際，親子同席の際には敬語で会話し，子どものみとなった場合に，意識的に話口調を変えることにより，幾分，雰囲気を緩和できる印象がある．診察室で聞いたことは，基本的には他言しないことを伝え，無言でいる場合には，それを受け入れ，その理由を聞いてみる．

うつ症状のある子どもにはバールソン児童用抑うつ性尺度を記入してもらうことも多いが，「生きていても仕方がないと思う」への回答は重要である．語られなかった内容が書かれることもあるので，文章完成法テストを行う場合もある．ブログをやっている子どもであれば，自分の気持ちを表現する手段として，スマホなど最も抵抗の少ない方法を選んでもらうこともできる．

 いじめ問題と子どもの脆弱性

　冒頭で，子どもの自殺＝いじめ問題ではないと述べたが，やはり，子どもたちを死に追い込む一番の原因としてあげられるのはいじめである．残念ながら，診察室でどのように努力してもいじめの撲滅は難しい．しかし，子どもとともに目の前の苦痛を和らげるために何ができるかを一緒に考えることはできる．子どもの生活範囲は狭く，学校と家庭，それに，せいぜい塾や習いごとの場所である．そこでのつまずきが子どもに与える心理的ストレスは甚大であり，うつや不安といった精神症状に至ることもある．

　友人関係が複雑化する思春期において，社会性の発達に若干の偏りや脆弱性のある子どもは，学校という閉鎖空間で，対人関係上の困難さから，いじめ被害者になってしまうことがある．いじめや友達関係の悩みから登校が困難となった場合に，登校再開が最終目標ではないことを子どものみならず，親とも確認し合い，教室以外の居場所をみつけることも必要である．

　近年，発達障害への関心が高まっているが，その特性が目立ちにくい子や，グレーゾーンの子も多い．また，さまざまなストレスが増大した際にのみ，発達の偏りによる特性が顕著となる子どももいる．誌面の都合上，診断などの詳細は割愛するが，対人社会性やコミュニケーションの弱さを有する自閉スペクトラム症の子や，衝動性を有する注意欠如・多動症（ADHD）の子どもは，何らかの心理的負荷や刺激が加わった際に，死に関する考えにとらわれてしまう可能性があることを忘れてはならない．ちなみに，前述のCASEで紹介したA子は前者，B男は後者と診断した．

おわりに

　子どものこころの問題が招く最大の悲劇は自殺である．また，自殺が，周囲の子どもにもたらす心理的影響は計り知れない．子どもたちが助けを求めたときに，すぐに手を差し伸べられるような体制が整うことを願っている．

Part1. 自殺と向き合う

参考文献

1) 内閣府：年齢階級別の自殺者数の推移. 平成26年版自殺対策白書, 2014.
   http://www8.cao.go.jp/jisatsutaisaku/whitepaper/w-2014/html/chapter1/chapter1_01_03.html
2) Pfeffer CR：Suicidal behavior in children and adolescents：a clinical and research perspective. Yale J Biol Med, 63（4）：325-332, 1990.

（館農　勝）

Scene7：地域で

17 電話相談を上手に利用していただくために ―電話相談を受ける側からのメッセージ―

はじめに

　1人で考えていてどんどん落ち込んでしまったとき，煮詰まってしまって出口がみえなくなったとき，動く気力がないときでも利用しやすいのは電話相談である．しかし，電話の先にどんな人がいるのかわからないのはちょっと怖い，どんなことをしてくれるのかわからない，と思う方もおられることだろう．本項では電話相談とはどういうものなのかをお伝えしたい．そして，困ったときに上手に利用して，つらい気持ちを乗り越える手段にしてもらえればと思う．

電話相談の種類

　電話相談は，大きく分けると2つのタイプがある．1つは，「いのちの電話」や「自殺防止センター」などの民間ボランティア組織が運営する"傾聴中心"の電話相談．もう1つは，都道府県や市区町村などの公的機関が主催する"傾聴と同時に必要なサービスへつなぐことも行う"電話相談である．

　「東京都自殺相談ダイヤル」などのように，電話相談だけを行っている相談窓口もあるが，精神保健福祉センターや保健所など，たくさんの業務の1つとして電話相談を行っており，必要に応じて面接を受けられるところもある．そのほか，障害者地域活動支援センター，児童相談所，高齢者地域包括支援センター，男女共同参画センターなどが，相談対象を絞り込んだ専門の電話相談を開いている．

　「いのちの電話」などは，傾聴の研修を受けたボランティアが電話を受けており，公的機関が行っている電話相談は，その機関の業務に関連した専門職が対応している．

電話相談の基本的な対応

　どのタイプの電話相談も，電話をかけてきた相談者の困っていることに耳を傾け，聞いてくれることには変わりはない．電話相談のいちばんの役割は，「困っていることを話してもらうことで，多少なりとも気持ちが楽になってもらう」ことである．

　1人で抱えているよりも，誰かに聞いてもらい，気持ちを吐き出すだけで，心が少

し軽くなる．また，人に話すことで問題が整理されて，自分のなかでもやもやしていたことがすっきりしてくることもある．

　ここで知っておいてほしいことは，電話相談では相談員から助言することは極力控えるということである．電話相談で話をすると，問題解決のための助言や指示，相談員の考えをいってもらえるのではないかと思っている相談者の方がいらっしゃるが，そうではない．話をするのも，考えるのも，答えを出すのも，"主役は相談者"なのである．

　電話相談員は，お話をじっくり聞いて，その内容だけでなく，その裏にある気持ちを理解しようと努める．相談者が話したことを相談者と一緒に整理して，一般的な対応方法をいくつか提示して，相談者の考え方の視野を広げたり，選択肢の幅を広げるためのお手伝いをする．しかし，「だったら，こうしたほうがよい」というような助言は極力控える．それは，「選択・決断」はあくまで相談者ご自身がすることだからである．

　たとえば，職場の人間関係で悩んでいるという相談の場合，苦手な上司との付き合い方の工夫や，誰に相談したらよいか，悩みが身体にも影響しているとしたら心療内科などの受診をしてみることなど，いくつかの対処方法を提案もする．しかし，「こうするべきでしょう」ということはないのである．

問題解決は，身近に相談できる方や専門機関で行う

　助言を極力控える理由は，相談者の自己決定が重要だと考えるからだが，電話相談については，さらに2つの理由がある．1つは，電話でご本人から聞いた情報からだけでは，責任ある答えを出せないこと．もう1つは，本来相談すべき身近な方や，より専門的な機関できちんと相談する必要があるからである．

　転職や休職を考えるのであれば，やはり職場の状況をよくご存知の同僚や上司，産業医や保健衛生スタッフ，あるいはご自身の性格や生活状況をよくご存知の家族や友人，労働相談やキャリアカウンセリングを行っている専門機関などで，じっくりと多角的に検討していただいたほうが，よりよい助言が得られるだろうと考える．

　公的機関の主催する相談機関では，専門機関の情報を提供したり，必要な場合は仲介しておつなぎすることもある．

　また，すでに相談している方がいる場合，その方との相談関係を邪魔するようなことはしないように心がける．たとえば，主治医，担当カウンセラーやケースワーカー，ケアマネジャー，支えてくれているご家族などが助言している内容と，異なる助言を電話相談員がしてしまったら，相談者は混乱してしまうかもしれず，その方々との信頼関係が揺らぐことになりかねない．すでに相談している方に対して不満をもっていることがわかった際には，電話相談では，まず，その方との相談をよりよい相談にす

るためにどうしたらよいか一緒に考えることに努める．

利用できる時間や頻度

　電話で相談をしていると，話がどんどん長引いてしまうことがある．また，電話を切ると不安になってしまい，何度も電話をかけたくなってしまうという相談者もいる．また電話をかけることが習慣になってしまい，毎日かけないと気がすまなくなってしまうという相談者も出てくる．では，電話相談の利用は，どの程度がよいのだろうか．

　電話相談の窓口によっては，最初に１回の相談時間の上限や，１日の利用回数の制限などを知らされることがある．１回の相談時間の上限は，15分〜30分くらいで設定しているところが多いようである．１日の利用回数は１回だけのところが多く，合計で30分までなどと細かく設定されているところもある．自治体が運営している場合には，利用できるのはその自治体にお住いの方，広くても，その自治体の管轄地域に在勤在学の方が対象となる．

　電話の時間や回数，利用できる対象者がある程度制限されていることには意味がある．その相談窓口の目的や，責任をもって対応できる範囲を超えてしまわないようにするためである．１回の相談時間が短いと思われるかもしれないが，電話相談では20分前後でひと段落する相談が多いことが経験的にわかっている．電話が長くなると，同じ話が繰り返されたり，とりとめのないおしゃべりになってしまうことが多い．ただし，緊急事態の場合には例外的に長く対応することもあるが，それは"相談"の領域ではなく，"緊急対応"である．

　とくに利用の制限が設けられていなかったとしても，電話相談は"一時的なお手伝い"である．相談者が抱えている課題をしっかり解決するためには，しんどいかもしれないが，少数の固定した相談相手と，対面で，少しずつ問題をほぐしていくことが必要である．

　実は，毎日のように電話相談するだけですませてしまうことが起きがちである．それしかできない時期もあるだろうが，あまり長くなると，電話相談が，直面しなければならない課題から逃げる道具になってしまう危険性も孕んでいる．

自殺防止のための相談

　誰にも相談できないときに，生きていることがつらくなってしまったときや，身近な人や対面の相談では話しにくい悩みを抱えてしまい自分を追いつめてしまいそうになったときこそ，電話相談を思い出して利用してもらいたい．

　しかし，そのようなときには，「何から話していいかわからない」，「悲しみや怒り

でいっぱいで，変なことを口走ってしまいそう」，「相談員に八つ当たりしてしまうかもしれない」といった状態になっていることも少なくない．しかしそのような状態であっても心配しなくて大丈夫である．そんな迷いや高ぶった感情も丸ごと受け止めるのが，自殺防止のための電話相談の役割の1つと考えている．

　しかし，電話相談員も生身の人間である．相談者の言葉に気持ちが揺れ動いてしまい，うまく対応できないこともあるかもしれない．しかしそれは，相談者の言葉を心でしっかり聴いているからなのである．相談者の気持ちを受け止めようと必死になるからこそ揺れる．そんな不器用な相談員の思いが，なんとか通じてほしいと思う．

　死にたい気持ちを相談員に伝えても，相談員は"そんな考えは止めなさい"ということはないだろう．そんなことをいってすぐに止められるようなら，相談者がこんなに悩みはしないだろうということをわかっているからである．生きる希望が自ずとみえてくるにはどうしたらよいか，一緒に考え一緒に悩みたいと思っている．死にたい気持ちを抱えながらも生きていくことに，寄り添っていきたいと考えている．

緊急性の判断と緊急対応

　自殺のリスク判断は，とても難しい．死ぬことを決めていて死にたい気持ちを隠している場合や，死にたい気持ちをうまく表現できなくなっているケースなど，危険な場合がたくさんある．そして，それに気づくのは簡単なことではない．相談者がどんなことに注意をしているかを，以下に示す．

- 視野狭窄や混乱，自暴自棄，追い詰められ感など，今の本人の精神状態
- 死にたくなっている原因や，生活状況，精神疾患などさらに追い詰める要因
- 家族や友人，利用している相談機関などの支援状況と，ご自分の対処能力

　本人の「死にたい」という発言だけに捉われず，全体的にリスクをアセスメントしていく．

　「自殺の準備をしているか」，「これまでに実行したことがあるか」なども，率直にお聞きすることがある．今，「お酒を飲んだり，お薬を多めに飲んでいないか」など，抑制が取れてしまうような状況ではないかも確認する場合がある．できるだけ気持ちを害さないようお聞きしようとは思うが，時には不快に思われてしまうこともあるかもしれない．しかし，それは危険性を判断しようと，真剣にお聞きしていることを理解していただけたらと思う．

　相談員は，もし今すぐ自殺を実行するのを止められないと感じたら，現場に直行することができる警察などへ連絡することを勧めることがある．すでに薬をたくさん飲

んでしまっていたり，出血していて身体に障る状況があれば，救急車を呼んでもらうように勧める．相談者は，話を聞いてほしくて電話したのに，警察や救急車を呼ぶようにいわれるのは不本意で，見捨てられたような気分になるかもしれない．しかし，それは違う．相談者の命と体の健康を守ることを第一に考え，相談員が電話相談で抱えすぎて相談者を危険にさらしてしまうことのないようにしているのである．

　電話相談の相談員は，「よくお電話くださいましたね」という気持ちで電話をとっている．「お話を聞くことくらいしかできないけれど，願わくば自殺を防止するためにわずかでも役に立てたら」と思い，顔のみえない相談者について，どのような方なのか想像しながら，どんな気持ちでいるのかわかりたい，できる限り共感したいと思っているのである．

　その場その場で試行錯誤しなくてはならないことも多く，完璧な対応は絶対にできないが，どの電話も真剣勝負と思って取り組んでいる．

　怖がらずにお電話をいただき，そのときのつらい気持ちを乗り越えるために，少しでも電話相談を役立てていただければと思う．

（西村由紀）

Scene8：当事者と家族

18 消えない記憶に思うこと

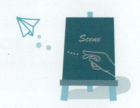

🎬 私の体験

　双極性障害を抱える私は，2010年秋，辛いとか助けてほしいという気持ちもなく，昼夜寝たきり状態で，ただただ，この世から消えることしか頭になくなり自殺を図ったが，縊死には至らず今も生きている．

　その1年前には，錯乱状態で入院した日に食堂で無意識に首を吊る真似ごとをして拘束されたり，「殺してくれ」と叫んで，子どもがすべての包丁を隠して家の外に逃げ出したりした．

　また，私は自死遺族でもある．母が脳外科手術後，「両目とも見えないみたいなの」とメモを残し，退院翌日，父が仕事に出てまもなく首を吊ったのは，私が24歳のときだ．あったかもしれない自殺のサインに誰も気づけなかった．お見舞いしても気持ちを明かさなかったのは抑うつ状態だったからなのか，今ではもうわからない．その1年後に私は母の死や仕事でのストレスからうつ病と診断され，自分のことで精一杯になった．

　突然妻を失くした父は，毎日仏壇に手を合わせていた．私が入社早々自宅療養した2年弱の間，父は「自殺」という言葉を口にしたことがなかった．私が膀胱腫瘍で入院して看護師から母の死因を尋ねられたときは「縊死」と小声で答えた．出家までした父は，精神疾患や自殺に対する偏見，またそれゆえの孤立感を宗教で乗り越えたのかもしれない．

　姉は看護師だったので，私の初発時にはすぐ精神科に連れていってくれたし，母を最初に発見したときも父や私への連絡など気丈に対応してくれたが，その胸中は察するにあまりある．

　母の自殺も私の未遂も，家族に長くさまざまなダメージを与えてきた．独身寮の布団のなかで泣いた日もある．10代前半で，精神疾患をもつ父親が自殺未遂した子どもたちの心の傷はいつ癒えるのだろうか．

生きる力

　精神疾患を抱えると，容易に孤立してしまう．理解者も相談や会話相手もいない，居場所も仕事もお金もない，病気の受容もできないなどの苦悩から日常生活は筆舌に尽くしがたいものとなる．時に生きる道を見失い，高じて死にたくなったとしても何の不思議もない．

　そのとき生きる力を支えられるのは，死にたい気持ちを受け入れ，寄り添って，孤立させない包容力であり，一人ひとり異なる物語を理解し，共感する心だ．応答にも一律な正解はない．わかってもらえた，気にかけてくれた，安心したというような気持ちにさせる，相手を尊重した誠実で繊細な対応が必要だと思う．

　私が入っているネットコミュニティでは，「大丈夫ですよ」，「何でも話してください」，「その気持ちわかります」，「今はゆっくり休んでね」，「息ができているだけで感謝」，「1日を乗り越えた自分をほめよう」などが交わされ，お互いを支えている．

　私のように死ぬことしか頭にないのなら，別のアプローチも必要だ．死ぬこと以外に意識が向いたり，ふとわれに返りそうな言動をいくつも繰り出して，1つでも響けば，一瞬でもはっとすれば，紙一重で思いとどまるかもしれない．私は「風のことを考えよう」という言葉に出会ったり[1]，岡本太郎美術館の「赤の部屋」に立ち非日常性を感じて，救われた気持ちになった．

当事者会の取り組み

　NPO法人ノーチラス会は，第5回講演会で「自殺について考える」をテーマに取り上げた[2]．それに先立ち自殺対策関連情報をWebサイトで公開した[3]．主な日常活動は，集い（例会），会誌発行，電話相談である．

　集いでは何を話しても理解，共感され，同じ悩みを乗り越えてきた経験談やアドバイスを聞けば，同病であるがゆえに絆が深まり，安心し，癒される．近くに本部や支部がなくても会誌の報告を読めば集いを追体験できる．また会誌では，薬や社会資源など多様な質問に対し専門家が助言している．電話相談では，（ピア）カウンセラーや臨床心理士が辛い気持ちを受け止める．こうした活動が生き辛さを和らげ，孤立感がなくなれば，自殺に至る道を封じることも可能だろう．

　私も，うつ状態から抜け出したくて，また一人暮らしでやりたいこともなくアルコールに逃げてしまう仲間には精神保健福祉センターなどの相談機関を紹介したり，熱中できる趣味を持つようアドバイスした．家族からも理解されずどこにも居場所がなく，電車に乗ったまま行ったり来たりしていると聞けば，地域活動支援センターの利

用なども勧めている．

おわりに

　自殺は本人にとって取り返しがつかないだけでなく，遺された家族や周囲の人たちは深く悲しみ，簡単には消えない心の傷を負う．誰もそうなってはいけないし，とりわけ未来を担う子どもたちには私のような体験をさせたくない．自殺のない社会を実現するには，それを直前に防いだり偏見をなくすことも大事だが，貧困や雇用などの社会問題にも目を向け，生きる力を高めていく努力が強く求められる．

　私も自殺未遂経験者，自死遺族，また精神疾患の当事者として，少しでも生きやすく，自殺に追い込まれにくい社会となるよう，微力ながら努力したい．

参考文献
1) 村上春樹：風のことを考えよう．村上春樹 雑文集（新潮文庫），新潮社，東京，426, 2015.
2) NPO法人ノーチラス会：第5回講演会のご案内．お知らせ，2014．
   http://bipolar-disorder.or.jp/archives/385
3) NPO法人ノーチラス会：自殺対策関連情報のご紹介．ブログ，2015．
   http://bipolar-disorder.or.jp/?p = 683

〈千葉　守〉

> scene8：当事者と家族

19 自死で子どもを失った家族から

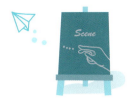

　2012年11月24日，寒い夜だった．さみしがりやで怖がりな息子なのに，狭い車のなかで，ひとり，28歳の生涯を閉じたのだった．
　第一発見者は，私．

　どんなに名前を呼んでも，返事をしてくれない．
　氷のように冷たくなっている体を揺すっても，もう2度と起きてはくれなかった．ずっと，ずっと，抱きしめていたかった．
　「寒かったでしょう．ごめんね，ごめんね……最後まで，気持ちをわかってあげられなかった……かあちゃんを，許して……」

　息子は双極性障害，アルコール依存症という病気によって，希死念慮に翻弄されていた．
　2009年から2012年の4年間，5回の自殺未遂で入退院を繰り返し，
　「この胸のモヤモヤはなんだろう．4ヵ月に1回仕事ができなくなるんだよね」と訴えていた．後にこの症状は双極性障害の急速交代型（ラピッド・サイクラー）という症状だったことを知る．
　5回目の退院の後，息子は
　「死が近づいている感じがする．苦しくも悲しくもないよ．無の感情」といっていた．
　私は一人暮らしの息子のもとへ夕食をつくりに行っていた．そして，双極性障害の当事者の会との出会いがあり，そこで息子のなかで起きている症状の理解ができた．
　当事者の会の縁から，病院を紹介してもらったが，治療には結びつかず，別の病院を探してもらって，問い合わせても，3ヵ月待ちとのことだった．
　「3ヵ月も待ってられないんです．いつ死んでしまうかわからないのです」と訴えても，受診できなかった．この頃，息子の感情の波は1日おきに，変わっていた．
　「どうか息子を，助けてください」
　必死で病院，保健所，ダルク，断酒会，警察，消防署，いのちの電話，市役所に電話をかけていた．治療もできないまま，真っ暗なトンネルに入るようで，出口がみ

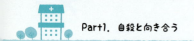
Part1. 自殺と向き合う

えない，不安な日々をすごしていた．

　11月22日夜．
　テレビアニメをみながら，息子の大好きなカレーライスをつくって2人で食べていた．
　小学生のときに戻ったみたいで，とても優しい時間をすごしていた．
　まさか，この日が，息子の姿をみる最後になるとは，思いもせず．
　息子がテレビをみて，楽しそうに笑っていた姿を，今も忘れられない．私が帰るとき，息子は「明日はサラダをつくってほしい」といった．
　「俺の財布から，お金もって行っていいから……」
　「いいよ．また連絡するね」
　この言葉を……息子はどんな気持ちで聞いただろう．
　まさに見捨てられた絶望を感じていたに違いない．健康なときなら普通の挨拶なのに，希死念慮を抱えている息子にかける言葉ではなかったはず……．いったん，車に乗ったものの，この言葉が気になって，戻ろうか，と思ったけれど，戻れなかった．
　なぜあのような言葉が出てしまったのか．
　「明日は用事があるから，明後日にサラダの具を買ってくるから，待っててね」そういえなかったのか．
　なぜ，あのとき，車で引き返さなかったのか……．
　どんなに謝っても，後悔しても，息子は戻ってきてはくれない．今も自責の念として，私の心に深く残っている懺悔の気持ち．

　人は死にたくて死ぬのではなく，もう自分は誰からも必要とされていない，自分という存在が，社会，家族に迷惑をかけている……と自分を責めて，責めて，責め抜いて，見放されている，孤立感を感じて，生きていきたくても，生きていけなくなっていくのである．
　せめて，このつらく苦しい時期に，何か希望の光と出会えたならば，今日1日は生きて行けるのかもしれない．希望の光とは，心の支えとの出会いである．
　息子が去った後，今までの育て方や喪失感に苛まれて，私自身も死ぬことを考え始めていた．
　朝，目が覚めると，息子のいない現実が待っている．何をみてもつらくて悲しい．夜も眠れなくなり，精神安定薬，睡眠薬を服用し始めた．
　……でも一方で，食事はちゃんと食べている私もいた．

　「本当は死にたくない……生きていたいんだ……」

息子もきっと，こんな気持ちでいたのかなぁ．

沈み込んでいた，その時，背中に優しく，暖かい日差しが降り注いでくれた．
「泣かないで．笑ってよ．俺，そばにいるよ」
「ありがとう……」

私は日差しに，泣きながら微笑み返した．
息子は，暖かい日差しになって，私を生まれ変わらせてくれた．
どんなにがんばっても，どうにもならないことがある，人の無力さにも気づかせてくれた．息子の姿はみえないけれど，私を清浄な魂に導いてくれているような気がする．
人は，どうにもならない気持ちを，心から聞いて受け止めてくれる人，安心して自分の思いを話すことができる安心感で，自分の病いをも，受け入れることにつながるのだと思う．
生きていく意味の答えはいらない．それは自分自身でみつけていくものだから

こころの病いの治療に望むことは，ただ問診をするだけではなく，相手が自らの病いを理解できるまで，対話を続け，向き合っていただきたい．
自分の病気が目でみえて，理解できるように，道案内をしてほしい．
医学の進歩に伴って，研究がどこまで進んでいるのか，私たちも知りたい．
一般の人にも，わかりやすく公開してほしい．
いつか，こころの病いとは何だったのか，解明に至りますように．
そして，誰もが与えられた人生を，平等に生きられますようにと，願わずにはいられない．

11月25日の夕方，私はサラダの具などをもって，息子の家を2日ぶりに訪れた．電気がついている部屋に息子の姿はなく，電話をかけると電源が切れていた．机の上には1枚の写真が置いてあった．その写真は息子が中学3年生のとき，元旦に2人でみに行った初日の出の写真だった．
今でも胸が締めつけられる写真だけれど，私にとって何より尊い光になった．

（藤田玲子）

Scene8：当事者と家族

20 自殺対策と「秋田モデル」の推進

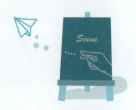

秋田県の自殺対策の現状

　いま秋田県の自殺対策は「秋田モデル」と呼ばれている．その特徴は民間主導型の「連携」にある．自殺率全国ワーストの悲しみに耐えて，民間団体，秋田大学，県，医師会などの関係団体が10年以上の歳月をかけてつくり上げた．2014年に19年間続いていた自殺率全国一を返上したことで，「秋田モデル」への評価は定着しつつあるようだ．自殺対策基本法（以下，基本法）第2条4項に「自殺対策は，国，地方公共団体，医療機関，事業主，学校，自殺の防止等に関する活動を行う民間の団体その他の関係する者の相互の密接な連携の下に実施されなければならない」と謳われているが，自殺対策の組織に「連携」のキーワードは欠かせない．自殺対策は「人間総合対策である」というのが，筆者の相談現場での帰結である．経済問題で死を考える人と，健康問題で死を考える人では解決の方法が違うし，高齢者と子どものいじめでは対策が違う．職場の人間関係の悩みと家族の不和では原因も解決の方法も違うであろう．人間が死に至る原因は多様で深淵である．そのために，1つの組織や特定の個人，団体だけでは「自殺を考える人のいのちを守る」のは難しい．複数の関係者の連携が必要なのだ．お互いの主張や組織の壁を越えた「関係者の密接な連携組織」こそが，国民や地域住民のいのちを守る組織になるであろう．この連携によって県内の自殺者数は2003年の519人から2014年は269人と半減した．自殺率も44.6から26.0に改善されて，20年ぶりに自殺率全国一を脱却した[1]．自殺者数減少の理由は1998年の「自殺者数3万人時代」を分析することで「経済問題」対策を優先させたことにある．

中小企業経営者の自殺の背景

　記憶の奥底に格納されて忘れられない光景がある．2000年9月30日の深夜，筆者は弁護士に渡されたB5判の小さな紙片を会社の玄関に貼った．会社の倒産を告げる通告書であった．紙片を貼り終えると，こころのなかを冷たい秋の風が吹き抜けた．自己実現の夢が崩壊した瞬間であった．26歳で秋田県職員を脱サラし，夢と野望を抱いて会社を起業し，ひたすら働いた．倒産の恐怖や倒産後の生活不安，地位や名誉

を失う絶望感でうつ病になっていた．倒産が避けられなくなった9月の中旬，子どもたちを東京から呼び寄せて，「お父さんはこれまで一生懸命に会社を経営してきたが，会社の倒産は避けられない．事務所もこの家もみんななくなる」と窮状を告げた．しばらくの沈黙の後に長女が「お父さん，自殺したら家族は承知しないからね．自殺したら家族は墓参りしないよ」強い口調でいった．長女は父親のやつれた表情に自殺するのではないか，と心配したのであろう．言葉の真剣さに一本の棒を脳天から打ち込まれたように，体に電流が走った．今でも長女の言葉は心の深部で生きている．どんな苦境に陥っても子どもたちに墓参りされない父親にはなりたくないと思う．

　NPO法人蜘蛛の糸を立ち上げて，「中小企業経営者とその家族のいのちを守る」活動を始めたのは2002年6月，自身の倒産体験と知人の経営者の自殺が直接のきっかけであった．基本法の制定に先駆けただけに前例がない．全国的にも経営者の自殺予防団体は類例がないし，教えてくれる人もいない．設立後5年間くらいは試行錯誤の連続であった．これまでの14年間の活動期間で新規の相談件数1,159件（2015年12月末現在），相談回数は5,000回をゆうに越えた．相談者のエリアも，北は北海道から南は沖縄にまで及ぶ．常設，面談，無料の問題解決型の相談機関である．1人の相談者にかける時間はおおよそ2時間．時間の壁を取り払って，ひたすら相談者の苦悩に耳を傾けている．

　中小企業経営者は一国一城の主意識が強くて，名誉と信用を重んじる，弱音を吐かないなどの特性がある．債権者や金融機関に迷惑をかけたくない，連帯保証人に申しわけないなどの気持ちで死を選ぶ．生命保険の受取金で家族に自宅だけは残したいなどの気持ちが自殺の誘因になっている．経営者の責任感の強さは武士道精神の切腹に通底する．だが，いのちと事業責任の取り方は連動しない．事業破綻の結末は民事事件の法的整理でおしまいである．常在戦場で培った魂を奮い立たせて，ふたたび，再起の道を歩んでほしい．日本経済を支え，街の賑わいに貢献し，雇用や納税を通じて地域社会の発展に寄与してきた経営者を「倒産ごときで，死なせてはならない」と思う．

さらなる「秋田モデル」の推進を

　「秋田モデル」はこれからどこに向かうのであろうか．全国一の返上で，この難しい自殺対策でも「やればできる」という確信が関係者の間に広がっている．ワーストを返上したが，いまだ年間250人以上の人が自らの命を絶っている．次に目指すのは再び全国一に浮上しない目標でなければならない．秋田県の自殺率はもともと高いわけではなかった．1965年の自殺者数は201人，自殺率は15.7と全国の中位であった．当時は農業，林業，石油などの一次産業が主流であったから，資源に恵まれた県として豊かな生活を享受できた．それだけに産業構造の変革に乗り遅れたのだ．経済成長

とともに県内自殺者数と自殺率は増加していった．2014年の自殺率は26.6で全国2位，1位は岩手県の26.0，3位は宮崎県(23.9)である[1]．岩手県との格差は僅少であるから他県の動向によっては，また自殺率全国一に戻るかもしれないが，一喜一憂する必要はない．これまでに培った知見の共有化と「関係者の連携」による実践行動を信じて，さらなる前進を続けたい．経済問題の対策で成果をあげた「秋田モデル」の今後は，高齢者対策に主軸を移すことになるであろう．対策の前途に「根雪のように」横たわる高齢者の自殺問題．「秋田モデル」の真価が問われる次の10年間になるだろう．

2016年は基本法が制定されてから10年，当法人も設立15年目を迎える．活動の底辺を広げながら「県民のいのち，地域住民のいのちを守る」ために，新たな気持ちでスタートを切りたい．

参考文献

1) 厚生労働省：人口動態統計．

（佐藤久男）

Scene8：当事者と家族

21 未遂者対策

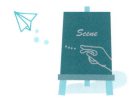

プロローグ

あの人の事件について，警察から一報が入ったのは，穏やかな秋の夜でした．

「○○さんが自殺未遂をされましたので，△△署まで迎えに来てください」

「無事ですか？ どんな様子ですか？」

ぐっと胸がせりあがるような気持ちでしたが，私は不思議と冷静な声で電話に応対したことをおぼえています．

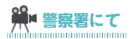 **警察署にて**

私は，空を飛ぶような，現実味がない心地で車を飛ばして，電話をいただいた警察署に着きました．そして，警察官に案内された一室に，あの人はいました．

あの人の様子は，じっとりと汗ばんだ肌に髪がへばりつき，酔っぱらったようにふらふらと壁にぶつかりながらも，精一杯しゃんと立とうとしているようにみえました．

私を睨みつけて，「こっちへ来るなー！！」と叫んだあの人の姿は，心の底から恨みのようなものを吐き出しているようでした．

私はその場に凍りつき，一瞬息をのみました．そばへ近づくことすら許さない，強烈な何かを，あの人から受け取ったのです．

でも，精一杯自分を強くもって，気持ちを切り換え，担当の警察官に事件の状況をたずねました．

「田んぼ道をジョギングしていた人が，目張りをして，車内が曇っている不審な車をみつけた．それで窓を叩いたところ，その車は急発進して田んぼに突っ込んだ．発見者は目張りされていたガムテープを外し，扉を開けてから警察へ通報した」

これが警察官からの説明のすべてでした．

警察署から引き上げるときには，あの人は私のそばに寄りつこうとしなかったものの，素直について来てくれました．

事後の対応を探る

　あの人の周りにいる関係者全員が集まって，今後の対応のしかたについて，みんなで話をすり合わせることにしました．あの人の事件のことを初めて聞いたときの，周囲の反応はさまざまでした．

「なんでこんなことしたんや．"もっと強くならなあかん"っていわなあかんのやって」

「甘すぎるんや．そんな弱虫では世のなか渡っていかれんのやよ」

　あの人に対する叱咤激励や，事件に関する責め，とがめるような言葉に，私は肝を冷やしました．私は周りの全員に，そのようなことをあの人にはけっしていわないようにしてほしい，あの人の気持ちに寄り添ってほしいと頼みました．この叱咤激励の傾向は，関係者が高齢であるほど強くて，私が頼んでいても，あの人と1対1になったときには，こうした言葉が出てしまうのではないかととても気がかりでした．

　私自身は仕事をしながらほぼ毎日，病院へ入院したあの人のもとへ通いました．周りの関係者にも声をかけ，あの人を見守ってもらうように頼みました．

　「1人ではない，見捨てられた存在ではない」とあの人に感じてもらうことが大切だと，私は信じていました．「あの人はいま病院にいるけれど，普通の身の丈にあった，もとの幸せな生活に必ず戻してみせる」と，私は強く誓いました．

精神科の病棟にて

　精神科の病棟では，あの人以外の入院患者さんたちともお会いする機会が増えました．最初はどんな人たちなのだろうと，ちょっとびくびくしていましたが，お会いしてみるとみな普通の人でした．ただ調子のよい時と悪い時があり，波があるのを調整しているようにみえました．

　いつものように見舞いに行くと，あの人は薬が効いているのか，へらへらしていました．薬が効くとこんな風になるのかと思いながら話を聴くと，相性がよいと思えるような人も現れたとのことで，よかったと思いました．なぜなら話が合う人は，きっと，境遇はどこかしら同じような人たちだろうから，きっと仲間が増えて，孤独ではなくなるのではないかと思ったからです．洗面器に入れた金魚も同じような理由から差し入れました．お菓子なども，美味しいものを買い求めて，本人が食べても食べなくても持参しました．それらはすべて「生きることへつながる」と信じていたからです．

　そのうち私も，病棟にいるあの人の仲間と話をするようになりました．人懐こい人たちでしたが，ちょっと距離感が違うなぁと感じていました．私には距離感が近すぎて，普段だったら受け入れられるものではありませんでしたが，努めて平気なふりをして対応しました．仲間を否定することは，あの人も傷つけるのではないか，何がきっ

かけでまた不安定になるかわからないと思うと怖かったのです．あの事件があってから，私はずっと仮面をつけていました．この対応もその１つです．ただただ，あの人を失いたくない一心で行動していました．

退院後の生活

入院から２ヵ月が過ぎたころ，あの人はしきりと退院をせがむようになりました．３ヵ月目に入ろうかというときに，ついにあの人の希望に負けて，「まだ早い」と思いましたが退院させることにしました．帰宅にあたって，ある先生から「家のなかにいつも人の気配をさせておくことが大切」と助言されました．

そのため関係者で，あの人を見守るシフトを組みました．日中家にいる人，夕方にいる人，夜中ともに休む人，などといった具合です．私は夜のシフトを受けもちました．日中仕事をして，夜中ともに休むのですから，いつ寝て起きたのかわからなくなり，ぐっすりと寝ることなどできなくなりました．シフトを組む関係者は，対応の仕方を何度も練習し，いってはいけない言葉なども常に確認しました．

退院して３ヵ月が過ぎた頃から，あの人はいろいろと話してくれるようになりました．事件を起こした場所はあの人の自宅の近くでした．なぜこの場所を選んだのかあの人にたずねてみました．

「眠りながら練炭をたいて死のうと思い，最初の場所で薬を飲んだけれど，山奥すぎて怖くなり，自宅近くで自宅の方向をみながら死のうと思った」

「その場所で自宅の方向をみながら横になると，安らかな気持ちになれた……．しかし練炭は目が痛くなって開けていられる状況ではなくなり，煙でのどが痛くなって何度もせき込んでつらかったし，車内がどんどん暑くなって苦しかった」

あの人はそういいましたが，私は「死にたいほどつらかっただけで，本当は死にたくなかったのだろうか」と思いました．

睡眠不足から私は自分の仕事を続けることができなくなりました．あの人と接する時間は気を張り詰めているため，職場では絶えずイライラしていて，うまくいきません．仕事とあの人を天秤にかけて，どちらが大切かと思ったとき，仕事は今後いくらでもみつかるけれど，あの人の命には代わりがないのだからと，選択はいつもあの人に決まっていました．

少しずつあの人の外出の機会を増やしていきました．ただ，その気になれば車に乗っていても，電車を使っても，また事件を起こす危険性はあるので，近距離でも付き添いを２人以上つけて対応するところから始めました．そばで快活に過ごしているあの人をみていても，気を緩めるつもりはありませんでした．「まだ早い」と，私のなかで警鐘は依然として強く鳴っていました．

そして，伴走が終わる

　あの人の退院から半年が経過した頃，まだ波はあるものの，顔色も間違いなく明るくなったと思えるような日々も増えてきました．そんなある日，あの人は「そろそろ社会復帰したい」と告げてくれました．

　実際に自殺を企てた者が，ここまで思えるようになってくれて心底うれしかったです．タイミングよく社会復帰の状況が整い，話をよく聴き，ともに泣き笑い，怒ったりもしながら，復帰に向けての行動に移していきました．当初，あの人は私にうながされて，行動を起こしていましたが，やがて私の干渉を嫌うようになりました．

　「やっとここまで来た……」

　私は伴走する時期の終わりを感じました．

　そして，私自身はこの頃原因不明の背部痛や慢性的な疲れも自覚し始めました．本当に，「自分の命を差し出してもよい」と思っていたからかもしれません．あの事件から1年が経過して，今度は私自身が，自分の手当てをする時期が来たようでした．

　自殺に傾いた人が現れるときは，本人も周囲も変化し，「生き直し」を図るときなのだと，今，振り返って感じています．

　事実，何度も関係者みんなで話し合った結果から，私の周囲は大きく変化しました．「もっと早く話し合いができていれば，あの人の事件は起こらなかったかもしれない，あの人が命をもって訴えていることを，もっと早く真剣に受けとめ，みんなで対処していれば……」と思うときもありますが，さまざまな出来事のすべては，その人の事情を表しているものなのだと受け入れられるようになりました．あの事件の直後には，私や周囲のこれまでの生き方をすべて否定されたように思えて，打ちひしがれてもいました．誰かを責め続けることで，その罪悪感から逃げようともしていました．本当に離散の危機でもありました．しかし「ほんの少しでもよりよい方向へ向かおう」と，何度も話し合いを続け，支援も受けた結果，それまでよりずっとあの人とあの人を取り巻くものたちの関係は深まりました．

エピローグ

　「あの夜から，たった1年でよくぞここまで」

　私はつくづく，人の内在する力のすごさを知りました．あの1年間は，私がこれまで捧げてきたものすべてを放り出しても価値あるものだったと思います．あの事件以降，これまでとは，日々を過ごす意味が全く変わりました．

　この経験は数年後に，自殺に傾いた当事者や関係者が悩みを語り，相談できる市民グループである「福井つながろう会」を立ち上げることに結びついていくのです．

（齊藤穂積）

Scene8：当事者と家族

22 ポストベンション：ある患者さんとのかかわり
―プライマリ・ケア医より―

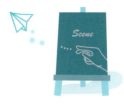

「実は，死のうと思っていたんです」
Aさんから，こう打ち明けられたのは「息子さんの死」から1年後だった．

Aさんは70代の女性で，ご夫婦で当院にかかっておられる．診療所の外来など，毎月そうそう病気が悪くなることもなく，他愛もない話をして，定期薬を処方し，時に検診を勧め，時に風邪薬を追加するなどして診察は終了していた．

私が自分の家族を話題にする患者さんはあまりいないのだが，Aさんは数少ないそのお1人だった．保育園に通っている私の息子を気にかけてくれ，元気でいるかをよく聞かれた．こちらも男児を育てた先輩として，Aさんに息子のことを相談したりしたこともあった．

ある日，Aさんがいつもと明らかに違う表情で診察室に入ってこられた．やつれて，顔色も悪い．

「Aさん，今日はいつもと違うように見えるんですが……．何かありましたか？」
「実は……」

すでに結婚し，別に家庭をもっていた，40代の息子さんが突然亡くなったのだと告げられた．
事件や事故ではなく，どうやら病死のようだということ．
奥さんとの間に小学校低学年を頭に3人のお孫さんがいて，今はお嫁さんが1人でお孫さんたちの面倒をみていること，もともと遠慮がちだった嫁・姑関係だったが，息子の死をきっかけにほとんど行き来がなくなったことなどを話していただいた．

この時からAさんは，私にとって「慢性疾患の患者さん」から「息子を亡くした母親」として映るようになった．
気丈に振る舞っておられることが伝わってきた．笑顔をつくって診察室に入ってきているがこころは悲しくて仕方がないようにみえた．私は，どんなに混んでいても，時間をとるようにして，話を聞くようにしていた．そうしたら安心されたのか，言葉を捜しながら，ゆっくりと自分の気持ちを表現され，ぽろぽろと涙をこぼすように

なっていた.
　ご主人も落ち込んでいて，なかなか話題にできないこと.
　孫たちは本当にかわいいが，お嫁さんが連絡をくれないこと.
　話せば少し楽になるのだが，この場以外ではなかなかいい出せないことなどを話して帰って行かれた.
　私は黙って座っているだけで，ただ，Aさんが話し始めるのをまっていた．話が途切れると，「眠れているか？ 食べられているか？」を聞くくらいしかできなかった．精神科の先生なら，もっと上手に気持ちを引き出せるのではないか？ と思ったりもした．それでも外来に来て，泣けるうちは大丈夫だろうと考えていた.

　告白から1年ほどすぎたあるとき，「もう先生の前で泣かなくても大丈夫になりました．皆さんをまたせてしまうし，ここで泣くのはやめようと思います」といわれた.
　どんな表情だったか言葉にするのは難しいのだが，いままでの表情とは明らかに違っていた．そしていつもより無理をしていることだけはなんとかわかった．今まで築いてきた関係が崩れるような予感がし，気がつくと私は，自分自身の話を始めていた.

　私の母は10年前にちょうどAさんと同じくらいの年齢で，膵がんで亡くなっていること．生まれたばかりの長女を抱かせることは間に合ったが，その後に生まれた息子は抱っこさせてあげられなかったこと.
　そして「息子の成長を気にかけてくれるあなたに，彼のことをこれからも伝えさせてほしい．私もそれを楽しみにしているのだ」などと話した.

　それまで少し陽気に振る舞っていたAさんは，黙って話を聞いてくれ，そして，大粒の涙を流した．長い沈黙の後，冒頭の「決心」を伝えてくれた.
　「いままでがんばってきたのだが，どうやっても寂しくて，寂しくて．孫とも会えず，もう耐えられないと思っていた．お別れをいいに外来に来たこと．泣かずに帰って，家に帰ったら1人で死のうと思っていたのだ」と打ち明けてくれた.

　そして，「もうそんなことはいいません」といってくれた.
　Aさんが顔をあげて笑顔をみせてくれた．その表情は一瞬だったが，私の母に重なった.

　Aさんが，どんな表情であったか，私が，どんな言い方をしていたのか，振り返ってもあまり覚えていないのだが，息子さんを亡くしてつらいAさんに，自分の息子の

話をして,よく踏みとどまってくれたものだと思う.
　私にとって,つらかった母の死,それでも,自分の悲しみがAさんの自殺を思いとどまらせることに少しは役に立ったのだろうか？
　もしかしたら,治療を受けていたのは,私のほうだったのかもしれない.

(星野啓一)

Scene8：当事者と家族

23 ポストベンション：生きる「力」のナラティブ
―精神科医より―

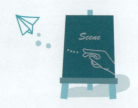

はじめに

　医療のなかには物語がある．
　医師の個人的な信条や経験則ではなく，客観的・統計学的な研究によって，有効であると証明された介入をなすべきという，Evidence based medicine (EBM) が，現在の主流である．しかし，医療のなかのすべての問題に，科学的な解があるわけではない．われわれ医療者は，しばしば正解がないことに向き合い，どうにか乗り越え，自分のとった行動が妥当だったのか，内省する．
　「あの時どうすべきだったのか？」最後まで答えがみつからないこともももちろんあるが，患者やその家族，同僚の医療者，あるいは自分自身との対話のなかに，答えに近いものが見出せることもある．話し合いのなかから，医療が，科学であり，アートであるという大きな矛盾を埋めていく可能性があるというのが，EBMと車輪の両輪の関係にあるNarrative based medicine (NBM) というあり方である．

　以下は，ある自殺についての患者とその家族，医師の対話の記録である．
　プライバシーに配慮して，患者の背景などは大幅に改変している．

■■■■

　ある年の春，私はそれまで診療していた土地を離れ，別の病院に勤めるため異動の準備を進めていた．
　60代の女性に，主治医としてかかわって半年になっていた．最初は「頭が重い」，「お腹が痛い」，「手がしびれる」など，2～3日で部位が変化する，全身の不快感を訴え，自宅近くの総合病院の神経内科を受診した．諸検査によって，器質的な疾患は否定されたにもかかわらず，本人の訴えが続いたため，私の勤務する病院の精神科に紹介された．
　初診時は家族とともに来院され，詳しく問診したところ，身体症状よりも，隣人が自宅に入ってきて，冷蔵庫に毒を入れて，一家もろとも殺そうとしている……などの妄想症状が明らかになり，10年ほど前にも，同様の妄想がみられていた．身体症状も，この隣人の仕込んだ毒によって起こっているという本人の理解で，妄想については家

族も気がついていなかった．妄想性障害と診断して，隣人の毒については，否定も肯定もせず，女性の心労をねぎらい，それを和らげるための薬物療法があると説き，副作用についてもよくよく説明をしたうえで，少量の抗精神病薬による治療を開始した．2回目の受診の時，本人の外観も前回と変わらず陰うつで，同伴した夫と子も「全く症状が変わらない」と，不安と不満が入り混じった表情であった．他院の精神科への転医も具体的な病院名をあげて検討しているので，「紹介状の作成を依頼するかもしれない」ともいわれた．もともと精神科受診には，本人家族ともに抵抗があったと明言されていたこともあり，紹介状の作成を承諾し，3回目の診察となった．しかし，このときようやく抗精神病薬の効果が現れ，女性の顔に生気が戻り，自宅での身体症状の訴えも減じていたと，家族も安堵した様子で謝意を表され，私の外来診療は継続されることになった．

　以後，毎週ごとの診察を2週に1度に切り替え，少量の抗精神病薬は継続した．初診から2度目の受診以降，子どもの同伴はなくなったが，いつも夫婦2人で来院して，毎回の面談で体調についてたずね，また2回に1回の診察では，「近所の人からいたずらをされていないか？」妄想の面の質問をして，症状の再燃がないかたずねていた．それと並行して日々の暮らしについてもたずねると，むしろ夫のほうが雄弁で，ご本人は言葉少なであったが，近所に花が咲いたとか，昔は旅行に行くのが趣味であったなど，症状以外の，普段の暮らしのなかの話題も，診察の場面で語られるようになった．夫は話好きなようで，また女性も楽しげに語る夫をみるとき，つられて笑っているようであった．初診からしばらくは，主治医である私はこの夫婦と話す際，転医云々の話があったがゆえの緊張感があったが，症状以外の話に，和んでいった．私の異動の3ヵ月前に夫婦に告げ，今後の診療をどうするか率直に相談したところ，1度もち帰って家族で協議してもらった結果，症状もこのところ安定しているので，最初に受診した総合病院の神経内科受診を希望されたので，再度紹介することにした．事前に総合病院へ電話で，紹介可能かを問い合わせ，了解を得たうえで比較的詳細な紹介状を作成し，女性は転医となった．

　それから約2週間後，紹介先の神経内科の医師から電話があり，女性が同院を受診する前に自死したことを告げられた．異動まであと2週間という多忙をきわめていた私は，見えない槌で頭を叩かれたような衝撃を覚えつつ，弁解がましく，「あの女性の症状の変動はなく，とくに問題はなかったはずです……」と，述べるに対して，電話の向こうの医師は，「自分もこのような経緯になった原因は見当もつかない……」と，穏やかに話されたのが，まるで「あなたは悪くない」といわれているようだった．

　電話が終わった直後，なぜこのようなことになったのか，呆然と立ちつくしたが，5分と経たないうちに，また電話が鳴ったのに，びくりとした．

　受け持ち患者さんの訃報を聞いた直後だという私の心情など，察するはずもない，

同僚医師から，先生でないと対応できない件で，すぐ病棟に来てほしいとまくしたてられたとき，ふと，頭に響いたのは，当時習っていた音楽の師匠の「腹に力を入れることですね」という助言の言葉だった．その日と異動までの残りの日々，私の内面にあった力を出しきり，乗り切った．

　その当時，勤めていた病院では，リハビリテーション科が中心となり，職員が演奏する音楽会が，定期的に開催されており，私もこれに参加したくて，診療の傍ら，中断していたフルートの練習を，十数年ぶりに再開することになった．フルートという楽器は，歌口と口の間に隙間があるため，吹きこむ息はすべて楽器に入らず，一部は捨ててしまう．がむしゃらに息を吹き込んでも，よい音どころか，音自体が出てこない．努力だけではよい結果につながらないところは，私の専門の精神療法に似たものがあると思っていた．

　フルートを習い始めた最初の頃，なかなかよい音が出ず，楽器のせいかと思ったとき，師匠が私の楽器を吹いてみると，金属のフルートに命が吹き込まれたような，音が鳴るというより，歌っているような美しい音色が生まれ，吹き方でこうも違うものかと感心した．「どうしたら，そんな音が出るのか？」私が図々しくコツを聞くと，師匠が少し当惑した表情で教えてくれたのが，前述の「腹に力を入れることですね」であった．

　「1つ，力が定まると，そこを中心に体全体が安定して，余計な力も抜ける．ふらふらと迷っていたらだめ，うまくできるようになりたいと，どんなに強く願っても，結果につながらない．大げさないい方かもしれないが，地に足をつけて，そこで，とにかくできることをやってみるというのが，覚悟を決めるということで，自分とその場所が，しっかりつながったときに，本当の力が引き出せる」フルートの師匠から教わったことをまとめると，こういうことであるらしい．

　女性の死から，5年以上経ったいまでも，あの電話を受けた陽だまりの診察室の一場面ははっきり思い出せる．職場が変わっても，異動の季節のたびに女性のことを思い出して，数年間は異動することができなかった．煩悶は続いたが，"あのとき，女性の自死を防ぎ得たのか？……"答えはまだ出ていない．ぼんやりと思うことは，できる限りのことをしたつもりでいたのは，間違ってはいなかったが，実はあれはただの親切で，女性の求めていた治療ではなかったのかもしれない．当時の私が想定できた疾患とその周りのことの枠組みに，相手の思いを押し込めていなかったか？……．その逆に，私がもっと相手の枠組みのなかに入っていけたら，違った結果になっていたのではないか？と振り返る．自死は，ことに精神科医の私の治療の敗北であり，今

も背中にのしかかる十字架であるが，あの時，力を引き出せて以来，自殺に向き合うことがおそろしくなくなった．

　異動の直前，私は亡くなった女性の夫に電話をかけた．以前に神経内科医と話していたおかげで，再び見苦しい弁解はしなくてすみ，ひと言お悔やみの言葉を伝えることができた．夫は私を責めなかった．
　「なんでこんなことになったのか，私も全然わからないんです．でも……，妻はずっと，誰にもいえない症状があって，それで死ぬほど苦しんでいたのだと思いますよ．今は死んで，その苦しみから解放されたなら，そのことだけは，本当に，よかったなっていってやりたいんです……」最後の言葉は慟哭で打ち消され，私も夫とともに泣いていた．あの時の家族からの許しは，私に与えられたチャンスでもあり，いまもこの仕事に向き合う力になっている．

〈今村弥生〉

Part 2. 社会と向き合う

24 自殺の法的な問題

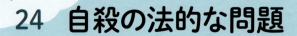

はじめに

　日本における自殺による死亡者数が高い水準で推移していることに鑑み，2006年に自殺対策基本法が制定された．同法は，自殺の背景にはさまざまな原因があり，社会的な取り組みとして対策を講ずる必要があるとの理念のもと，国・地方公共団体が心の健康保持にかかわる体制を整備し，自殺未遂者や自殺者親族などへの支援を行うことなどを定めている．

　とはいえ2014年の統計でも2万5,000人超と自殺者はなお多く，われわれ弁護士も日々の業務のなかで自殺にかかわる相談に対応している．試みに，ある裁判例検索システムで「自殺」をキーワードに検索したところ，2014年1年間に言い渡された判決だけで93件が検出された．

　家庭生活においては一家の支柱として妻子を扶養し，社会生活においては企業で職務に従事していた人が自殺した場合，悲しみに暮れる家族が次に直面するのは，「なぜ夫が，父親が自殺してしまったのか，家族としてできることはなかったのか」という自責の念ではないだろうか．その思いはやがて，「私ではない誰か」に責任があるのではないか（と思いたい）という心情にとって代わり，突如生活の糧を断たれた現実的な問題とともに遺族を悩ませる．そしてわれわれのもとへ，「労災ではないか」，「企業の責任はないのか」，といった相談が寄せられることとなる．

　自殺者が病院に入通院していた場合，医療機関や医療従事者も，「私ではない誰か」の対象となり得る．医療従事者は，当然のことながら，患者を助けたいと思って日々治療に当たっている．それでも自殺が起きてしまった場合，そのこと自体の打撃に加え，さらに責任追及を受けることによる精神的な負担は，並々ならぬものがあろう．

　本項では，自殺にかかわる法律を概観したうえで，入通院中の患者が自殺したことについて医療機関側の責任の有無が問われた裁判例を紹介し，日々の医療に意を尽くしていただくこと以上に「法的問題」を過度におそれることはないということを伝えたい．

自殺にかかわる法律について

刑法

　刑法では，202条に自殺関与及び同意殺人罪の規定がある．これは故意に自殺に関与した場合の罪であるが，故意でなくとも，医療行為に起因して人の死傷の結果が生じた場合，刑法211条の業務上過失致死傷罪の規定による処罰の可能性があり，自殺も一応問題とはなる．もっとも，患者の自殺を防ぐことができなかったことで医療従事者個人が業務上過失致死罪に問われたケースは公刊裁判例上見当たらない．

医療法，医師法

　2014年6月に医療法の一部改正を含む法律が公布され，2015年10月から医療事故調査制度が始まったが，2015年5月に発出された医政局長通知によれば，「自殺（本人の意図によるもの）」については同制度の対象外とされている．

　医師法21条は医師に異状死の届出義務を課しており，同法33条の2第1号で罰則規定が設けられている．自殺は外因死であり，外因死については届出の対象となると考えられている（東京都監察医務院／異状死の届出の判断基準）．

民法

　患者は医療機関と契約を締結し，診療を受け，報酬を支払う．医療機関は患者に対し，必ず病気を治す義務までは負わないが，専門家としての注意義務を尽くして診療を行う義務を負う．医療機関が注意義務を尽くさず，これによって患者に悪しき結果が生じた場合，医療機関は損害賠償責任を負うこととなる（債務不履行責任／民法415条）．

　医療従事者も，自ら診療所などを開設している場合は上記の債務不履行責任，医療機関に勤務する立場である場合は不法行為責任（民法709条）として損害賠償責任を負う可能性がある．

民事裁判例の紹介

民事裁判における考え方

　入通院中の患者が自殺した場合に，医療機関／医療従事者が損害賠償責任を負うか否かは，医療機関／医療従事者が患者の自殺を予見し得たか，予見し得たとすればその回避措置をとっていたかで判断される．予見については，一般的抽象的な可能性ではなく，具体的な可能性として認識し得たかどうかが問題となる．以下，医療機関側の損害賠償責任の有無が問われ，責任が認められたもの，否定されたもの，併せて

3つのケースを紹介する．まずは結論を予想しながら事案の概要をお読みいただきたい．

⭐ ケース① 　大阪地裁 昭和61（1986）年3月12日判決（判例タイムズ599号61頁）

　患者（22歳，男性）は1983年9月10日頃からふさぎ込み，不眠状態になった様子であり，9月13日朝，父母を裏切った，死にたいなどと述べた．両親は車で近くの診療所（A医師が開設した精神科などを診療科目とする医師1人，看護助手3人程度の診療所）に患者を連れて行った．午前9時半頃到着し，母親が受診手続をしている間に患者は2階段上から飛び降りるなどした．診察時，患者の表情は乏しく落ち着きがなく，急に興奮して診察室内を歩き回り，ハンマーを手にとるなどし，診察には拒絶的で，すべての人を裏切った，死にたいなどと述べた．鉗子を手に取り，のどに当てる格好もしたがA医師はこれには気づかなかった．A医師は急性の統合失調症であると考え，診察室外で父親と患者を待たせ，母親に入院治療の必要があることを伝え，入院施設のある他院に架電し受け入れ可能であることを確認した．同院からの迎えの申し出は断り，両親に同院のパンフレットを渡して今すぐ連れて行くようにと述べた．この間患者はおとなしくしていた．父親はいったん自宅に帰ることとしたが，車が自宅車庫に入るや否や，患者は車外に飛び出し，自宅付近の団地から飛び降りて死亡した．

　遺族は診療所開設者であるA医師を訴えた．

⭐ ケース② 　東京高等裁判所 平成13（2001）年7月19日判決（判例タイムズ1107号266頁）【確定】

　患者（死亡時36歳，男性）は頭痛，肩こり，睡眠障害を訴えて1993年2月にB病院を受診した．1994年2月まで症状は一進一退であったが同年3月以降状態が悪化し，医師は4月頃，いったんはうつ病を疑ったが，その後は神経症またはヒステリー性人格障害との診断で対応していた．6，7月頃から自殺企図行為がみられるようになり，8月には患者自らも入院治療を求めるなどしたが入院には至らなかった．9月11日午後5時半頃，患者はC病院を訪れ，「とにかく助けてください．死ぬつもりはないんです」などと述べ，医師は統合失調症を疑い，患者を入院させ隔離室に収容することとした．患者は午後6時30分から隔離室に収容されハロペリドール（セレネース®），ビペリデン（アキネトン®），レボメプロマジン（レボトミン®）の投与を受けたが不穏状態が収まらず，さらにアモバルビタール（イソミタール®）を筋注したところようやく午後11時15分頃静かになり，隔離室の扉に背を向け布団の上に座っていた．しかしその後，午後11時45分頃に看護師が巡回した際，縊首した状態で発見され，蘇生はかなわず死亡した．

　遺族はB病院，C病院双方を訴えた．

ケース③　岡山地方裁判所 平成24（2012）年2月28日判決（判例タイムズ1385号211頁）【確定】

患者（死亡時23歳，女性）は2002年8月10日にD医師が開設するクリニックを受診し，心気症，腰痛と診断され，その後も同クリニックに通院し（10月〜2003年2月頃まで，おおむね数日おきに受診していた．），薬物治療を受けていた．患者は同クリニック初診時から睡眠薬依存症を発症しており，2002年10月10日に右手関節を切る，12月2日電気コードで首を吊る，2003年3月10日，5月22日には睡眠薬を大量服薬する，同時期，ほかの医療機関のトイレで首を吊ろうとするといった自殺企図行為をし，2003年6月9日に自室で首を吊って自殺した．患者は上記期間中他院も受診しており，ある大学病院では母との葛藤，親子関係の問題が大きいとの指摘がされていた．

遺族はクリニック開設者であるD医師を訴えた．

各ケースの結論とその理由

請求棄却（A医師勝訴）

理由の概要：診察後は患者の興奮が静まっていたこと，2階階段上からの飛び降りや鉗子をのど元に当てる行動は自殺企図とまで断定できないこと，自殺企図の認められない統合失調症患者の自殺を予測することはきわめて困難であることから，A医師が差し迫った自殺の危険を予測することは困難であった．他院を紹介して入院を強く勧め，同院の受入れの承諾を得て車でただちに連れて行くよう指示した措置は適切であった．

B病院，C病院に対する請求いずれも認容

理由の概要：B病院について患者をうつ病と診断する余地があったのに，神経症などと診断したことは誤診の余地があり，診療契約上の義務を誠実に尽くしたとはいえない．患者の自殺はB病院との契約関係が断絶した後の事故ではあるが，B病院の医師が自殺の危険性を察知し，適切な治療方法等をとっていれば，自殺に至らなかった可能性があり，B病院は遺族に慰謝料600万円を支払う義務がある．

C病院について医師が家庭での異常言動，錯乱行動についての認識を有しており，そのなかには自殺念慮の発現，あるいは自殺企図の表れではないかとの疑いを抱くべきものが含まれていて，自殺の予見可能性があったうえ，遺族らは当面自殺の危険を防止するために入院措置を望んで診療契約を締結したものであった．C病院では投薬処方にとどまらず身体的抑圧の措置をとるか，監視の度合いを強化することで自殺を防止すべき義務があったがこれを怠った．患者側の事情も斟酌して損害の3割を減額し，C病院は遺族に約6,000万円強を支払う義務がある．

★ 請求棄却（D医師勝訴）

理由の概要：患者はクリニック初診時から睡眠薬依存症を発症しており，自殺行為に及ぶ可能性は非疾患者に比して高かったと評価できるから，自殺企図の一般的抽象的可能性を超えた具体的予見可能性があると判断できる場合，入院設備のある医療機関への受診を促すなど，自殺防止措置をとる義務がある．前記の右手関節を切るなどの自傷行為をD医師は認識していなかったが，患者の言動や身体の様子の注意深い観察や問診などで認識し得た可能性はある．しかし，これらを認識し得たとしても強制的な入院措置がとられるような状況であったとまでは考えにくいし，普段の生活やクリニック受診時の様子から自傷行為に及ぶ差し迫った危険があるとまで具体的に予見することはできなかった．

裁判について

裁判を避けるためにはどうしたらよいのか，というおたずねをいただくことがある．しかし，患者や家族にとって「悪しき結果」が生じた場合，紛争化するリスクを完全に避けることはできない．理想をいえば，診療経過中に患者や家族と信頼関係をしっかり構築し，たとえ悪しき結果が生じても「精一杯やってもらったのだから受け入れる」といっていただけるのが一番ではあるが，すべてのケースでそれを達成するのは実際上困難があろう（最も信頼関係の構築は紛争予防の入口であり，そのための努力は必要である．丁寧で平易な言葉遣い，図を駆使したわかりやすい説明などは患者や家族にとって非常に印象がよく，裁判を含む紛争の予防に資するし，経過が丁寧に記録されていれば，仮に紛争化した際に第三者がみてもよい心証を抱く）．一方で，医療上は「悪しき結果」が生じていないのに紛争化し，裁判にまで至るケースもあり，このような事態をなるべく避けるためには，上記と同様，信頼関係の構築に努めることはもちろん，初動の時点で治療の見通しを正しく伝えることも大切である（患者側が治療に過度の期待を抱き，その期待に沿う結果が得られなかったことで紛争に至るケースが実務上，見受けられる）．医療従事者間で適切な連携やよい人間関係が築けていることも，患者や家族の信頼獲得，紛争予防に資する．診療科間で意思疎通が図られていなかったり，上級医が若い医師を，あるいは医師が看護師を頭ごなしに叱るような様子をみたりすれば，患者や家族は不安に思い，不信感を抱くものである．

いずれにせよ，大切なことは，「いかなる場合でも裁判を避けられるように努力すること」ではなく，「たとえ裁判になっても，自らの診療についてきちんと第三者に理解されるように日々の業務に努めること」である．

前項でもお示ししたとおり，民事裁判において，裁判所は患者の自殺が起きればただちに医療機関側の責任だと安易に決めつけるのではなく，具体的な状況に鑑み医療

機関側の責任の有無を判断している．

　裁判所が行うことは事実認定と法的評価である．事実認定，すなわち具体的にどんな診療経過であったかを認定するための最も重要な証拠はカルテである．カルテは日々の業務遂行の過程で医療従事者が脚色や改ざんなどなく逐次記録をしていくもの，ということがその内容に対する信用の土台である．事故が起こった場合に，慌てて過去の記載を削除したり変更してしまったりすると，この信用を失うことになってしまう．よいことも悪いことも，ありのまま事実として記録されたものが証拠として有用である．

　認定された診療経過についての法的評価に当たり，医療のプロではない裁判官が天の声のように一存で裁断を下すということはない．裁判官は，当事者双方（患者側・医療機関側）から提出された医学文献，ガイドライン・指針などや，医師の意見書，裁判所が選任した鑑定人の意見などから医学的知見や評価を得，それを踏まえて法的な評価を行う．前項ケース②の裁判でも，B病院の診断の適否の判断において，原審（横浜地裁）で鑑定証人となった医師が患者を明確にうつ病と診断すべきであったとの見解を示したことなどが考慮されている．

　医学的知見の根拠を伴う診療を行うこと，経過をありのままに記録すること，これは日々の業務遂行上当然に意識されるべきことであろうが，万が一裁判になってしまった場合でも，これが「第三者に理解される」ための最も大切なことなのである．

　最高裁判所の統計によれば，この10年，新たに提起される医事関係訴訟事件は年間700数十件〜1,000件未満程度で推移しており，そのうち約半分は和解によって双方納得のうえで終結している．判決に至る場合はおよそ80％のケースで医療機関側勝訴となっている．診療科目別の統計では例年30数件の精神科（神経科）の案件が終結に至っている．

　冒頭で述べた2014年1年分の判決のうち，多くを占めたものは労災保険の給付や会社の責任を問う労働事件の判決であり，ほかには無理心中に関する刑事事件，子どものいじめ自殺に関し学校などの責任を問う事件の判決などがみられた．医療機関の関係では，長時間労働などの果てに医師が自殺した件，医療機関に対し体内異物遺残の責任が問われ，患者が不安から自殺未遂をしたことを慰謝料算定の事情の1つとして考慮した件があったが，患者の自殺に対する責任を問うものはなかった．

　患者の自殺に直面するのは医療機関のなかでは精神科が最も多いであろうが，医事関係訴訟のなかで精神科案件だけが突出して多いというようなことはないし，自殺で医療機関の責任を問う裁判が頻々と起こされているということもない．裁判になったら必ず負けてしまうというようなこともなく，患者の死を悼むという思いを家族と医療機関側が共有し，早期に和解に至ることもあり得る．

　裁判はけっして過度におそれるべきものではなく，日々患者・家族とよい関係を築

き，よい診療を行うことこそが，将来の紛争予防と，たとえ紛争化した場合でもよい解決を得るための糸口となる．

おわりに

　弁護士として十数年業務に携わるなかで，筆者自身，相談を受けていた方が自殺してしまったということがあった．案件は企業の再建にかかわるもので，弁護士としてはよい解決ができたと喜んでいた矢先に悲報に接した．打合せなどでは一切そのような素振りはなく，事態に冷静に対処されていたので，本当に思いもよらぬことであり，何かできたことがあったのではないかと自問する日々が続いた．

　精神医療の現場で患者や家族と向かい合う医療従事者にとって，自殺はより身近で避け難い問題であろうと思う．本項が少しでも支えになればと願うものである．

〈弁護士　伊東亜矢子〉

25 精神科医との付き合い方
―プライマリ・ケア医の立場から―

精神科医とのコミュニケーションは「異文化コミュニケーション」である

　うつ病をはじめとする精神疾患の診療や自殺予防に取り組むとき，相談したり，紹介したりする精神科医の存在はきわめて重要である．しかしながら，身体疾患の医療と精神医療とでは，医療の成り立ちも文化も異なる．したがって，プライマリ・ケア医に代表される身体科医（身体疾患の診療に従事する医師）と精神科医とのコミュニケーションは「異文化コミュニケーション」にならざるを得ず，そこにはある種の"翻訳"が必要になることも多い．

精神科医療機関の構造と連携は特殊である

　身体疾患における医療連携は，疾患の重症度と緊急性に基づき行われるのが通常である．図25-1に示すように，大学病院をはじめとする三次医療機関を頂点とし，プライマリ・ケア領域に代表される一次医療機関を底辺とするピラミッド型の構造のな

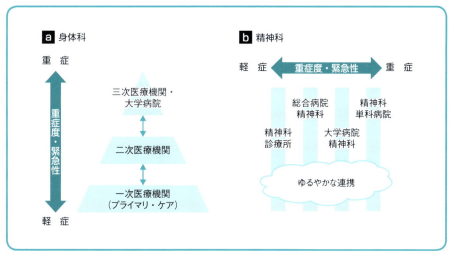

図25-1　精神科と身体科の構造と医療連携

かで，上向き＝重症方向には『紹介』，下向き＝軽症方向には『逆紹介』という形で医療機関の間を患者は移動する．こうした連携はシステマティックに行われることが常であり，プライマリ・ケア医にとっては日常診療における空気のような存在となっている．それに比べると，精神科においては，まず医療機関の構造からして大きく異なる．精神科単科病院，大学病院精神科，総合病院精神科，精神科診療所に大別されるが，身体疾患と違って，最も重症の診療を担うのは精神科単科病院であることが多く，ついで大学病院精神科となる．身体疾患領域で二次あるいは三次といった高次機能を担う総合病院の精神科は，入院設備はないか，少数にとどまることがほとんどであり，精神科医の数も充足しているとはいい難い．それゆえに院内患者の診療で手一杯で，紹介患者に関しては，初診制限などがある病院も多い．精神科診療所は幅広い精神疾患に関する診療を担当するが，当然のことながら入院が必要な重症例の診療は担わない．また，地域により充足の程度にばらつきがあり，不足している地域では初診制限や診療までの待機時間が長い場合がある．身体疾患領域におけるようなシステマティックな医療連携の仕組みはまれであり，それぞれの医療機関が緩やかに連携を行っている場合が多い．わが国の精神医療が抱える歴史的な経緯や精神医療の特殊性などもあり，一概に身体疾患に比べて連携が遅れているということはできないが，プライマリ・ケア医が手軽に利用できるような診療連携のリソースは存在しないことが多いと考えるのが妥当である．そのことを念頭に置いて，プライマリ・ケア医が紹介する患者の重症度などに応じて適切な精神科医療機関と精神科医を能動的に選択していく必要がある．

どのような患者をどこへ紹介するのがよいか？

　表25-1に示すように重症で緊急性を要する症例，いい換えれば入院が必要になる可能性が強い症例は精神科単科病院が，緊急性が低い症例は精神科診療所が適している．大学病院精神科は一般にどちらも対応が可能であるが，施設により混雑度などに差があるため，事前の情報収集が望ましい．緊急度の低い症例は患者が抵抗を感じる可能性が低く，アクセスが比較的よい精神科診療所などが適する．

プライマリ・ケア医にとってよい精神科医とは

　忌憚のない意見を述べるならば，大学病院精神科はまだしも，数多の精神科単科病院，診療所は質的な問題も含めて差が激しく，これも連携に際して大きな障害となり得る．それでは，プライマリ・ケア医にとって，連携先として望ましい精神科医とはどのようなものであろうか？　主な点を表25-2にあげた．このような精神科医が理

表25-1 精神科へ紹介すべき症例と紹介先

A 緊急性を有し，ただちに精神科医に紹介すべき症例
- 強い希死念慮を抱き，自殺のリスクが高いと考えられる症例
- 精神病性障害などで自傷他害のおそれが強い症例

　① 精神科単科病院
　② 大学病院精神科

B 可及的早期に精神科医に紹介すべき症例
- 双極Ⅰ型障害の躁病相
- 産後うつ病

　① 精神科単科病院
　② 大学病院精神科

C 精神科医に紹介を考慮すべき症例
- 自殺企図，自傷行為の既往のある症例
- 双極性障害
- 精神病性障害やパーソナリティ障害が疑われる症例
- 休職や復職など，本人の人生に対して大きな判断を必要とする症例
- 通常最大用量の抗うつ薬を使用しても寛解が得られない症例
- 比較的若年の症例

　① 精神科診療所
　② 大学病院精神科
　③ 精神科単科病院

表25-2 連携先として望ましい精神科医

① プライマリ・ケア領域における精神疾患の特徴を理解している
② プライマリ・ケア医が精神科診療に取り組むことに肯定的である
③ プライマリ・ケア医やほかの身体科医との連携に積極的である
④ 無用な多剤併用は行わず，標準的な薬物療法を施行している
⑤ 診療情報提供書に対する返事が丁寧で教育的である
⑥ 経過が良好な症例では逆紹介も考慮できる
⑦ 職場のメンタルヘルスに関して適切に対応できる

想的であるが，残念ながらすべての精神科医がそうであるわけではない．逆に身体科医による精神科診療を全否定したり，標準的な診断・治療法から大きく逸脱した精神科医もいるので注意が必要である．

よい精神科医のみつけ方

　精神科医は地域の医療連携の集まりや医師会の会合などに出席することが少なく，身体科医と交わる機会は少ないといえる．自治体などが主催するうつ病（心の健康）対応力向上研修会や，認知症対応力向上研修会などの講師，身体科医向けの講演会や研修会の演者を務める精神科医は連携にも前向きであることが多いので積極的にコンタクトをとりたい．また，精神科医向けの講演会などにも積極的に参加し，演者や質問者の発言を丹念に聞けば，その精神科医の人となりを知ることができて，連携に積極的かどうかを判断する材料になる．講演会後の懇親会なども精神科医との出会いの場として有用である．精神医学に興味を示す身体科医はいまだ少数派であるので，このような活動を続けていくと自然に精神科医との人脈を広がっていくことが多く，それを基盤に連携の取り組みを広げていくのが得策である．また，筆者らPIPC研究会

表25-3　精神科へ紹介するときの説明

悪い説明 「精神科の先生はよく話を聞いてくれますよ」
よい説明 「信頼しているよい精神科の先生がいるので，一度意見を聞いてみてはいかがでしょうか？」

が開催するセミナーでは，地域で活躍し，連携に積極的な精神科医をスーパーバイザーとして選任しているので，こうした機会も利用していただければ幸いである．

スティグマに注意しよう

　ここでいうスティグマとは簡単にいえば精神医療や精神科医に対する偏見のことである．精神科の世界ではスティグマとそれに対抗するためのアンチスティグマ活動は常識であるが，身体科医でそれを知っている人は少ない．精神科医や精神疾患の患者と接する際には，何気ない態度や言動がスティグマと捉えられないように注意すべきであるが，過度の萎縮もまた望ましいとはいえない．対等の立場，いつもと変わらぬ態度で接するように心がけよう．

実際に紹介する際に気をつけること

　患者に精神科医への受診を勧める際には**表25-3**にあるような"悪い説明"をしないように心がける．診療情報提供書には，たとえばPIPCを学んだ者であれば，背景問診とMAPSO問診の結果，疑われる精神疾患，なぜ紹介するのかその根拠，身体疾患の診断と検査所見などをできる限り詳しく記載する．こうした診療情報提供書は精神科医の問診の手助けとなるだけでなく，詳細で教育的な返書やその後の積極的な連携につながりやすい．

それでも精神科医がみつからない場合

　われわれPIPC研究会ではメーリングリストを立ち上げており，数多くの優秀な精神科医にもご参加いただいているので，このような場で質問してみるのも1つの方法であろう．

（木村勝智）

26 精神科医との付き合い方
―精神科医の立場から―

はじめに

　自殺企図，強い希死念慮を伴う重症度の精神疾患をもつ人は，プライマリ・ケア医のみで抱え込まず，精神科医への紹介が推奨される．この際「よい精神科医を紹介してほしい」という質問，つまり適切な治療をする精神科医の見分け方についての問いを，しばしば受けてきた．もっともな質問であるが，意識して地域の医療機関の情報を集めているつもりでも，返答に窮してきた経験がある．プライマリ・ケア領域から精神科へ患者紹介する際に留意すべきことを，筆者自身の経験と，同僚精神科医，保健師，精神保健福祉士（PSW）の意見をまとめたものを紹介する．ここぞというときの一助となれば幸いである．

切迫した自殺企図の際

　状況から明らかに自殺企図の危険性があり，ただちに（24時間以内に）入院させるべきと判断したとき，すでにプライマリ・ケア－精神科の連携ができている地域ならば，精神科救急担当の特定の病院へ相談できるが，あうんの呼吸とまでは連携できていない場合，「精神科救急ダイヤル」などの名称で，各行政区に設置されている精神科救急の場合に受診すべき医療機関を確認できる窓口に相談することができる．小児科の救急相談の精神科版といったところのサービスであるが，行政区によって広報に差があり，緊急時にインターネットで調べようとしてもなかなかみつからないこともあるため，事前に各行政に確認しておくことを勧める．

　患者に是が非でも入院してもらい，自殺企図から守ろうと決めたならば，精神科医の立場から，紹介時に二親等以内の家族（配偶者，親，成人の子）か成年後見人がいる場合には，必ず同伴していただくことをお願いしたい．詳細な法律の説明は割愛するが，医師が切迫した自殺企図があると判断して紹介入院となる場合，「精神保健及び精神障害者福祉に関する法律（以下：精神保健福祉法）」の医療保護入院となることが多い．つまり同意ができないほど患者の精神症状が重症なため，患者本人に代わって，家族などと精神保健指定医１人の同意によってなされる入院である．精神保健福祉法は度々改正されているが，年を追うごとに患者の人権への配慮が強くなり，医療

保護入院に関する法の適用も厳密になっている．

　医療保護入院が前提で紹介されたとしても，入院ができないケースとして，患者に同伴したのが，恋人や内縁関係の人物，あるいは友人のみで，他所に二親等以内の家族がいるが来院していない場合である．疎遠な家族よりも，よく患者のことは理解していると判断されても，法律上，患者に代わって入院の判断することはできない．精神保健福祉法のもと，厳密に診療しなくてはならない状況に精神科病棟が置かれている昨今の事情を配慮して，家族の同伴がなされると，以後の診療がスムーズになる．

　ごく一部の例外を除いて，患者に隔離以上の行動制限が必要ならば，ほとんどの精神科病院では，医療保護入院でお受けする体制であることも追記しておく．

メンタルクリニックか精神科病院か

　ただちに入院が必要というほどの切迫感がない場合の精神科医の探し方として，まず精神科医療機関ごとの特徴を以下に列挙する．

①大学病院の精神科

　精神科医の数が多く，教授をはじめ専門領域をもった医師が勤務していて，通例カンファレンスや複数の医師による回診がなされているので，複数の医師の意見が診療に反映される．ただし，フリーアクセスの診療をしていることはまれで，紹介状が通例必要となる．また待ち時間が数時間におよぶこともしばしば見受けられる．

②総合病院の精神科

　病棟がある場合は，比較的習熟した精神科医が２～３人と若手の医師が１～２人の構成であることが多い．身体合併症症例の治療も受けやすい．

③精神科病院

　国立，公立，私立の区別がある．一般的に精神症状や行動の問題が重症な方の対応に習熟した精神科医が勤務していることが多い．デイケアや私立精神科病院の場合は，グループホームなど，リハビリテーションについての関連施設を併設していることが多い．また大学病院，総合病院には勤務していないこともあるPSWや作業療法士（OT）などの精神科関連のコメディカルスタッフが充実しているという特徴もある．

④メンタルクリニック（精神科診療所）

　精神科医が１人で診療していることが多く，複数医師がいたとしてもパートで週１日診療という例が多い．現在は血液検査や画像診断などは近隣の病院と連携している

のがほとんどで，検査が受けられないということはない．交通の便のよいところに設置されて，土曜日（地域によっては日曜日）や平日の17時以降も診療をしていることも多い．また精神科デイケアや，臨床心理士によるカウンセリングが受けられるなどのサービスを提供している機関があるのも特徴である．

患者が今後精神科病棟への入院も要する可能性があるならば，やはり病棟のある医療機関への紹介が，症状悪化時の布石になる．ただし，精神科病院のサテライト医療機関として運営されているメンタルクリニックのなかには，大学病院や大きな国立・公立精神科病院での勤務歴の長い医師が開業したものもあり，こうした形態だと入院可能な医療機関への紹介が比較的スムーズであるという連携も，背後に期待できる．

上記の①～④の精神科医療機関すべてにおいて，診療における，得意・不得意がある．大きな病院だからどんな精神疾患でも適切に診療できるというわけではないのが実情で，精神医療の質にムラがあることは否めない．

精神科医の選び方のポイント
―適切な精神科医の薬物療法と精神療法

① 薬物療法に偏りがないか？

たとえば，外来診療で抗うつ薬2種や睡眠薬2種，抗不安薬2種類を処方されるなど，治療的根拠が否定されているポリファーマシーがなされていたり，逆に向精神薬を忌み嫌って，一切薬は使わないと宣言したり，極端に少ない処方しかなされない（患者が依存症の場合は別）などの場合，その治療が適切か疑問がある．現状の薬物療法ですべて解決できる治療はないが，適切な薬物療法は基本スキルとして必要である．

②「話を聞かない精神科」はよい医者ではないのか？

一般の方は，精神科はじっくり話を聞いてくれる診療科……とイメージされることがたまにあるが，筆者は面接の長さと診療の技術が相関するとは考えない．そもそも精神科の外来診療の実情として，再診患者も含めたすべての患者に30分以上の時間を費やしていては，まず経営は成り立たない．限られた時間のなかで，どう治療的な介入をするかに，精神療法を施行する精神科医はそれぞれが腐心している．また，適正な診療ができる医師ほど，患者が集中する傾向はあり，さらに診察時間の問題に悩まされることになる面もある．精神療法は時間の長さよりも，質で是非を判断されたい．

その他の「よい精神科医」の探し方 ─医療者からの口コミから─

① 精神科の紹介状は，画像や血液検査初見に明示されない抽象的な精神症状を，的確・迅速に作成する技量が問われるため，内容から，ある程度技量を推し量れる．分量が極端に少なすぎて，患者の状況が掴めなかったり，あるいは長文だが，結局何をいいたいのかわからないものや，電子カルテのコピー・アンド・ペースト，文章の要領を得ない場合も，よくない紹介状の例である．

② 複数の精神科医療者の意見で「立派すぎるホームページは怪しい」というものがある．書類作成などの雑務の多い職種で，真面目に臨床をするならば，インターネットの広報に時間と予算を割けるはずがないという理屈である．ただし，ホームページに医師の紹介，経歴が載っているのは好印象．役職と臨床能力は相関するとは限らない．マネジメント能力があっても，1人の患者と向き合う姿勢があるかどうかは別問題である．手術件数のような指標はないが，大きな病院，できたら総合病院で5年以上の勤務歴がある医師は普通の診療はできそうな経歴といえる．当事者・医療者のネット上の病院の口コミの情報網も，精神科の場合は，まだまだバイアスは強く，未発達の分野といわざるを得ない．

③ 同じ精神科医同士がよく相手をみている．「よい精神科医を知らないか？」と知り合いの精神科医に聞いてみることも一手である．また地域のケアマネジャー，保健師などの情報も重視される．ただし，地域のスタッフの推薦の場合，患者のことよりも，連携する彼女ら，彼らの意向をくむ「都合のよい精神科医」でないか？ を見分けることも必要である．また，ほぼすべての地域にもいる身近な助言者として，調剤薬局の薬剤師，製薬会社職員がある．ここも彼らにとっての上客という観点ではなく，適切な薬物療法をしているかどうかで助言を求める方法もある．

④ 精神科医療機関をみる機会があるならば，安心感のない暗さがないか，患者の過ごすスペースの手入れは行き届いているか，待合室の半分以上の人に薬剤性パーキンソニズムが出ていないか？ などが，治療的な医療機関であるか，なさそうかの所見である．

⑤ 電話をかけてみた際，受付のスタッフの対応のよさと電話のつながりやすさは，提供される精神医療の質と相関するらしい．

⑥ アクティブなデイケア，臨床心理士によるカウンセリングや，看護師・PSWの相談業務など，精神科医の診療以外にも治療の選択肢のある医療機関は好印象である．

⑦ 講演活動をする医師ならば，製薬会社主催以外の講演会，たとえば家族会や行政主催の講演など，謝金は多くないが社会的に意義がある活動をしている場合，診察室を超えて患者を診ようという姿勢と，行政が認めているという面がうかがえる．

〔今村弥生〕

27 希死念慮がある人を励ますか？
―プライマリ・ケア医の立場から―

はじめに

　うつ状態にある人から、「死にたい」といわれたときプライマリ・ケア医は困惑する．
　そんな場面でどのように振る舞えばよいのかわからないし，患者が本当に死んでしまって責任を問われたらどうしようなどと考えると，大いにうろたえてしまうのだ．
　「うつの患者を励ましてはいけない」という意見がある．では，「死にたい」といっている人に対してはどうだろう？
　素人がへたにかかわってヤブヘビになるよりも，患者が「死にたい」とつぶやいたことなど，聞かなかったことにしたいというのが，多くのプライマリ・ケア医の本音であろう．しかし，自殺に傾いた人は，プライマリ・ケア医であるあなたの前に必ず現れる．

 ## 励ましは，必ずしも禁忌ではない

　患者から「死にたい」といわれたら，励ましたほうがよいのだろうか？
　その問いに対する正解は「ない」と，筆者は考える．
　一概に「励ます」といっても，いろいろなスタイルがある．「死にたい気持ちは症状なのです，症状に負けないでください」，「がんばって治療に取り組みましょう」，「必ずよくなることを信じてください」，「自分の周りにつながっている人がいることを感じてほしい」といった，真摯な態度の声かけはよい．
　一方，「つらくてもがんばって乗り越えなさい」，「誰だってそれくらいの苦労はしている，がんばらないでどうするのですか」，「家族のためにがんばらないと」というように，「マイ人生哲学」を振りかざして，患者を追い込むような励ましはよくない．もうこれ以上はがんばれないから死のうとしている本人に，追い打ちをかけることになる．
　両者の励ましのスタイルの違いやよし悪しは，精神医学の専門知識としてではなく，人間の感性というレベルで，十分理解可能なことだと思う．
　この問題を「励ますべきか，励ましてはいけないのか」という単純なレベルで捉えるのではなく，「患者と向き合えているのか，逃げているのか」という問いに置き換えて

みよう．

あなたが真剣に患者と向き合っていれば，患者は必ずそれを感じ取ることができる．そのときに「励ますのか，励まさないのか」は，あまり重要ではない．

もしもあなたが，「やっかいなことに巻き込まれたくない，ここは余り深くかかわらないでおこう」と思っているのであれば，それも患者にすみやかに伝わるであろう．

患者にどのような情報や指示を与えたかよりも，患者とどのようなつながりをつくったのかが問われる場面だからこそ，医師の心のもち方が決め手になるのだ．

まずは希死念慮の強さを評価すること

プライマリ・ケア医が身につけるべき希死念慮への対応スキルは，「希死念慮の強さの評価」に尽きる．患者の死にたい気持ちに気づいたら，死ぬ方法について考えているかどうかを必ず評価すべきである（p.8参照）．

死ぬ方法を考えていた場合，その方法が「具体的かつ致死的な方法（飛び降りなど）」であれば，「危険な希死念慮」と判断する．自殺をどんな風に実行しようとしているのかという実際のプランも聞き出して，聞きとった内容をカルテに記録することが重要である．

患者の自殺完遂によってプライマリ・ケア医が責任を問われるとしたら，「希死念慮を評価したことがカルテに記載されているかどうか」という点に限ることに留意してほしい[1]．

希死念慮に関する問診は，プライマリ・ケア医にとって気が重くなる仕事であるが，もったいぶらず，ごく普通にさらっと質問するのがよい．「死にたい気持ち」についてたずねること自体が，自殺防止において治療的な効果をもつことを忘れずに，ためらうことなく希死念慮を確認することである．

希死念慮と向き合うときのコツと心得

患者の希死念慮に接したとき，プライマリ・ケア医が本当に必要とするのは専門的知識や技術ではない．問われるのは，医師としての姿勢・態度・考え方であることはすでに述べた．

たとえば，あなたに投資用のマンションを売り込もうとする敏腕な営業マンが，どれほど巧みな話術を駆使したとしても，あなたに購入する気がなければ心を動かすことはできない．一方，あなたが非常に敬愛している人物であれば，口べたで訥々とした話しぶりでも，その人の語る内容が心にしみ入るものである．

つまり，真剣なコミュニケーションになるほど，「何をいうか」よりも，「どのような心のもち方でいうか」が肝腎なのだ．

そのことを踏まえたうえで，筆者が心療内科を開業して11年の間に，多くの希死念慮をもつ患者を治療しつつ，身体科医に精神医療を教育伝達してきた経験に基づいて，「死にたい」という患者にプライマリ・ケア医が向き合うときのコツを，以下の5つにまとめた．

希死念慮を表明した患者から逃げない

「死にたい」という患者に遭遇したという事態を，無視したり傍観したりしてはならない．逃げずに向き合おう．怖くてもよい．不安でもかまわない．ここは，自分ができるベストを尽くすしかない．

患者が死にたい気持ちを表明したということは，あなたに対してSOSが発信されたのである．ベテランの精神科医のように振る舞うことは到底できないが，プライマリ・ケア医の誇りにかけて，その瞬間は本気で向き合うことだ．

しかし，普段から他人と本気で向き合っていない人が，希死念慮に直面したときだけ，唐突に相手と向き合おうとしてもできるはずがない．

おそろしいことに，このような場面では，あなたが日頃から，どれほど真摯な気持ちで他人と向き合ってきたのかが問われてしまうのだ．

そして，他人と真摯に向き合うことができるかどうかは，あなたが自分自身と向き合うときの省察の深さと密接にかかわっている．

自分は今，何を感じているのか，どのような感情がわきあがっているのか，それをしっかりと意識することが，自分と向き合うこと（自己省察）の第一歩になる．自己省察を深めることができれば，他人と真摯に向き合うことも，自然にできるようになるはずだ．

患者と本気で向き合うなんて，何だか多くのエネルギーが必要そうだし，やっかいごとに巻き込まれそうな不安を感じるかもしれない．

だが，実際に患者と本気で向き合ってみると，患者とのつながりが深く感じられるようになり，患者から喜びや感謝の声が伝わってくる．さらに，それをしっかりと味わうことができるようになると，疲弊するどころか，医師自身が癒やされていることを感じるであろう．

一歩踏み込んで患者と真摯に向き合う気持ちこそが，うつや自殺に傾いた患者に相対する医師にとって最も大切なことである．「励ますのか，励ましてはいけないのか」といった議論や，医療面接の技術を越えた，コミュニケーションの本質がそこにある．

患者の死にたい気持ちを表出させる

「どんな気持ちなのかをお聞かせ願えませんか？」，「何を感じますか？」，「よほどつらいのだと思いますが，どうつらいのか教えてもらえませんか？」といった質問に

より，患者自身の感情を表出させよう．

　男性の場合は，感情を表現する習慣がないため，これらの質問にうまく答えられないことが多い．そんなときは，「たとえば，悔しいとか，不本意とか，空しいとか，誰もわかってくれないとか，誰からも必要とされていないとか，もやもやするとか，喉が締めつけられるとか……」と，具体的な言葉を投げかけて，答えを選ばせるのもよい．たずねながら患者の様子を注意深くみていると，特定の言葉に反応するかもしれない．

　もし患者が「空しい」と答えたとしたら，どんなときに空しいと感じたのか，どんな風に空しいのかを，一歩踏み込んでたずねてみる．患者が涙を流したら，「もっと感情を外に出してよいのですよ」と促して，ため込んだ気持ちを吐き出してもらう．泣くという感情表現ができたときは，大きな自殺抑止効果があったと考えてよい．

「あなたは独りではない」というメッセージを伝える

　患者に「あなたは独りではない」というメッセージを伝えよう．自殺抑止力として最も重要なのは「つながり感」をもつことだ．

　患者本人が自殺したとき，家族・友人・同僚は，どのようにダメージを受けるだろうか．それを患者に問いかけながら，「そうやって他人を傷つけてはいけない」と諭す．医師であるあなた自身の気持ちも伝える．「こうやって，あなたの気持ちを知った以上，あなたが自殺したら私もひどくショックを受けます．力になれなかったと長いこと自分を責めて苦しむだろうし，悲しくつらいです．どうか私にそういうつらい思いをさせないでください」とお願いするのである．「今は実感できないだろうけど，あなたの周りにはこうやって，あなたと何らかのつながりをもっている人たちが大勢いるのですよ，そのことを忘れないで」という意味のメッセージであれば中味は何でもよい．台詞の1つ1つを覚える必要はない．自分のハートを本気で伝えるだけである．

「ゆびきり」で死なない約束をする

　「あなたは独りではない」という本気のメッセージを伝えながら，患者と再来の約束をする．精神科医の受診を勧めつつ，「また必ず私の外来にも来てくださいね」という．「希死念慮が強いな」と感じたら，翌日の外来でもよいし，3日後でも7日後でもよい．「あなたのお身体のことは，私が引き続き拝見しますよ」といえば，患者は「見捨てられた」とは感じないものだ．

　そう約束しながら，小指と小指をからめて「ゆびきり」をするのである．照れる気持ち，ためらう気持ちを乗り越えて，目と目をしっかりと合わせて，エネルギーの交換をするような気持ちで真剣にやる．これは，エビデンス云々の話ではない．短い診察時間のなかで，本気で患者に向き合い，つながっていることを伝えたい気持ちの体現

なのである．

1人でも多くの人を巻き込む

「危険な希死念慮」と判断したとき，医師が独りで対応しようとしてはならない．とにかく1人でも多くの人を患者にかかわらせよう．

一番重要な存在は家族である．「患者から目を離さないように」と無理難題をいってよい．精神科医への紹介も欠かせない．自治体の精神科救急システムを活用すれば，紹介先の精神科がみつかるはずだ．知り合いの精神科医がいれば，「信頼できるよい先生がいるから，どうか相談してほしい」といえる．「自分の気持ちをとにかく話してごらんなさい」と，「いのちの電話」の番号を教えるのもよいだろう．話を聴く気持ちがある自院の看護師がいるなら，たとえ20分でもよいから面談をしてもらう．自殺の危険が高いと感じたら，受診翌日に看護師や医師が直接電話するのも有効だ．希死念慮のなかに籠もろうとする患者を，より多くの人と会話させるように手を尽くそう．

おわりに

希死念慮を表出する患者にプライマリ・ケア医が対応するに当たって，覚えておくべき重要な心得は，希死念慮の評価の仕方である．具体的な対応とは，真剣に患者と向き合い，「死んではいけない」というメッセージを，あなたなりに本気で伝えることだ．

参考文献

1) 木ノ元直樹：自殺既遂における主治医の責任〜法定立場から〜．プライマリ・ケア医による自殺予防と危機管理—あなたの患者を守るために，杉山直也，河西千秋，井出広幸，他（編），南山堂，東京，32-42, 2009.

（井出広幸）

28 希死念慮がある人を励ますか？
─精神科医の立場から─

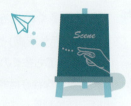

　駆け出しの頃，偶然出会ったある舞台の鮮烈なイメージが，自殺の問題を考えるとき，今でも頭をよぎる．さまざまなクライアントに出会い，精神科医としてそれなりに研鑽した今でも，なすべきことはあの作品にあるように感じられる．

　その作品の第3幕の冒頭，幕は上がらないのだが，歓声とともに真紅の緞帳に向かってトロフィーを無造作に掴んだ男性が駆け出してくる．主人公の40代と思しき男性の授賞式で，彼はスポットライトを浴びて，洗練された態度とユーモアあふれるスピーチで聴衆を沸かせ，万雷の拍手に送られて，ステージを後にする．しかし，男性がマンションの自室に帰ると，笑顔が剥がれ落ち，急に陰うつな表情になり，授賞式会場であおった酒の影響もあってか，広い部屋のなかをうろうろと歩き回る．面倒くさそうに留守番電話の録音を再生すると，まず騒々しい声で友人たちの授賞式の二次会への誘いが聞こえ，次は打って変わって，重々しい精神科医の主治医の声で「君の現状をとても心配している．このメッセージに気がついたら，すぐに受診するように」と告げられる．「誰しも孤独には堪えることはできない，孤独から解放される，その方法は……」という部分で主治医の音声は途切れる．3件目のメッセージは，怒気をはらんだ女性の声で，「毎晩大きな音を立てられて，こちらも不眠症になっている……」という階下の住人の苦情が続く．

　そのあと，男性は引き出しから瓶を取り出し，薬剤を過量服薬して，さらにおぼつかない足取りで，テーブルに登り，縊頸を試みるが，うまくいかず，床に転がり，泣いて地団駄を踏んで悔しがる……．これが階下の住人の苦情につながっているのである．

　表向きは世間の羨望の的の華やかな成功者であるのに，周囲から取り巻きが去ると，深い孤独と希死念慮に思考も行動も左右され，毎夜のように自殺企図を繰り返している様相は，躁うつ混合状態とも解釈され，自殺企図にも切迫感がある．遂行できなかった自殺企図の後，主人公は自暴自棄で留守番電話の断片にあった怪しげなバーに向かうのだが，そこで美しい「黄色いドレスの女性」に出会う．

　劇中，この女性の台詞はなく，彼女の心情はダンスのみで表現される．何を考えているのかうかがい知れず，気まぐれに現れて，やがて店を後にする．しかし，出会った直後から主人公の行動は一変し，この女性を探し，毎夜，憑かれたように夜の路地

に駆け出すことになる．切迫感がありすぎる主人公の行動は全く論理的ではなく，幸福感や回復の兆しも感じられない．どちらかというと依存症の「渇望」に近い．しかし死に一直線に向かっていた彼の衝動性が，死以外の「何か」に方向を変えつつあるとみて取れた．

作品の解説として「黄色いドレスの女性」は主人公の心のなかの自己回復力，あるいは命そのものという解釈が，ある精神科医によってなされている[1]．死への渇望に負けそうになっている，自分自身を救おうとする内なる力が，誰にでも寄り添っている，そう捉えることもできるというのが，この作品をみた人へのエールであるという．

ところ変わって，今の筆者は舞台の客席ではなく，精神科医として診察室のなかにいる．劇のなかではなく，現実の世界の人のこころと自殺に向き合っている．

うつ病の人を励ますのは，自殺のリスクを高めるのか？ 疾患ごとに接し方を変える必要はあるのか？ 過量服薬などの致死性の低い自殺企図を繰り返す救命救急センターへの「リピーター」の行動変容はできるのか？ 目の前のこの人の自殺を防げる方法はあるのか？ 何をしたら，この自殺は防げたのか？ ……一筋縄では答えがみえてこない課題が目の前に次々と現れるのだが，こういった問題を前にして，精神科医の立場として，何をすべきか問われると，今でも答えに詰まるのが，正直な心情である．そうはいいつつ，心がけていることはいくつかある．

まず，人と接するうえでの大前提として，自殺念慮のある人，自殺企図の既往のある人を，常に「この人は自殺をしたりしないだろうか？」という目線でみるような，そういう扱いをしないこと．自殺のリスクがいかほどか，リスク評価を繰り返すことは，われわれがなすべき重要な過程である．しかし医師のわれわれが，クライアントの自殺の可能性に，心が捉われてしまうと，生きている人に自殺のレッテルを貼るような診療になってしまう．相手の「生きる」に向き合う力を削いでしまうのではないか？ 死を予防するのは容易なことではなく，医療者や家族ができることは限られているかもしれない事実を受け止めつつ，かかわれるのが短い時間であっても，生きることを応援するのがわれわれ医療者のなすべきことである．勇気が要ることであるが，医療者として，眼前の自殺という重い問題にばかり目を奪われないことは，患者の「生」を支援するために必要なことと心がけている．

次に「自殺を症状として扱うか？」ということである．「死にたいと思ったことはありませんか？」と，問診で希死念慮の有無をたずねるのだが，「死にたい」気持ちの背景には，千差万別なその人たちの人生の過程がある．咳や発熱，不眠，抑うつ気分といった症状とは，全くスケールが異なる異質なものである．深遠な問題であるから，

話題にするのを避けてはならず，症状の有無は確認すべきである．ただ，自殺の問題だけは，その人なりの誠意なり，覚悟を示しつつ聞くべき話題であると考える．

「希死念慮のある人への励ましの是非」，「死なない約束」についても同様の心構えで，その都度考えている．自殺予防の方略としてときに推奨されるが，「効果があるのかどうか？」を論じる前に，約束や励ましというのは，そもそも医師の業務というより，人としての配慮であるはず．自殺予防で行うのは構わないが，白衣を脱いだ隣人同士として，その言葉は似つかわしいのか？を考えて励ましと約束をしている．

そして，自殺を前にしていないときも，日頃の臨床のなかでも心がけている自殺対策は，冒頭の劇から筆者が学んだことである．「黄色いドレスの女性」と主人公の行動についての筆者の解釈は，人は誰でも，すべてを放り出してでも求めたい，何らかの対象が必要ではないか？という仮説である．人は誰でも，熱中すること，理屈ではなく大事だと思える存在によって生かされているのではないか？その求めて止まない「何か」を象徴するのが「黄色いドレスの女性」である，と考える．

フロイトは，心の健康の条件として「何かを愛することができる」をあげている．この愛する対象は異性である必要はなく，飼っている動物でも，没頭できる趣味でもよいとのこと．劇の主人公が無我夢中で街をさまよう姿は依存症を思わせる．しかし，対象が何であっても，熱中したり，大事だと思える何かがあるなら，少なくとも自殺しかないという思考の迷路からも抜け出す力になるのではないか？筆者なりにそう解釈している．

精神科医として，時間がなくても診療の場面では，だいたいすべてのクライアントには，好きなもの，愛するものについて話題にしている．

症状だけをみたのでは表面的すぎて，かといってその人すべてをみることもかなわないならば，生きることに直結する，その人なりの「愛」を感じられる世界について知ることが，遠回りであっても自殺から遠ざけるのではないかと考えている．

紹介した劇のタイトルは『コンタクト』．われわれも，自殺に向かう人と，接点がもてたなら，知識だけではなく，今までに得た筆者自身が生きてきた知恵も動員して，クライアントとの出会いの場面が，生への転換となるように願い，言葉を探したい．

参考文献
1) 増野　肇：劇団四季の公演プログラムより．2001．

（今村弥生）

29 経済的な問題への助言や社会的資源の活用

はじめに：自殺に関するBPSモデル（bio psycho social model）

　本項で，筆者に与えられたテーマは，社会的な問題への助言や社会資源の活用である．まず，前提として，なぜ，法律専門職である筆者が，本書の主たる対象である医療職，心理職，福祉職に対して，このテーマを論じるのか，その意義を改めて確認しておきたい．

　すでにさまざまなところで指摘されているように，自殺は，生物的要因（精神疾患，障害，気質など），心理的要因（不安や悩みなどに対する認知の問題，自己肯定感やレジリエンスの低下，希死念慮等の感情など），社会的要因（経済状況，職場，家族，友人など本人を取り巻く環境）が重なり合って引き起こされる．たとえば，失業や生活苦といった社会的要因は，自尊感情の低下という心理的要因や，うつ病といった生物的要因に影響を与える．あるいは離職に至るプロセスを観察してみると，社会的要因の内部でも，職場でのセクシャルハラスメント（セクハラ）・パワーハラスメント（パワハラ），近時，「ブラック企業」として社会問題となっている労働の現場での過酷な長時間労働が存在していることも決して少なくないし，離職により生活の糧を失った結果，多重債務に陥るということもある．このように，さまざまな要因が相互に関連して自殺を引き起こしている以上，生物的要因や心理的要因を業務の主な対象とする職種であっても，社会的要因から目を逸らしていたのでは，自殺対策として不十分である．

　しかし，クライエントは，各要因が相互に影響を及ぼしあっていることや，社会的要因を除去するためにどこに相談すればよいかなどについて知識をもたず，主訴である生物的要因や心理的要因以外の点については，問題点を自覚して，自分から進んで話ができないことが多い．そこで，医療職，心理職，福祉職が，社会的要因について一定の知識，理解をもつことで，相談・診療のなかでの気づきを大切にし，ニーズに応じた適切な相談先につなぐことが，自殺防止の観点にとって有益といえる．医療職，心理職，福祉職に対して，本稿で述べることの意義はこの点にある．

　以下，本項では，プリベンションのステージで，経済問題を中心とした社会的要因，トラブルの種別ごとに，法的な整理と，主な社会資源を紹介する．その際には，わかりやすさを重視し，細かな点や例外についてはあえて説明を省略している．

Part2. 社会と向き合う

また，不幸にして自殺が生じてしまった場合，それにより新たな法的トラブルが発生することも少なくない．そこで，ポストベンションとして，遺族に対する法的支援についても，概要を述べる．

プリベンションのステージ

経済的問題の原因に対する支援

クライエントが抱える経済的問題へのニーズ・アセスメントに際しては，過去・現在・未来に分けて考えることが有益である．すなわち，1つは，過去の行動に基づいてすでに発生している問題への対処が必要である．これまでの生活，消費行動の結果，多重債務状態に陥っている場合，債務整理を考えることになる．

また，過去の問題から解放されたとしても，どのように収入を確保して，現在の生活を成り立たせるかを別途考える必要がある．就労だけではそれが困難な場合，生活保護等の利用を検討することになる．そして，過去の問題を整理し，現在の収入を確保したとしても，その収入を浪費してしまえば，未来の生活を維持することはできない．そこで，浪費の元となる依存症などの治療に取り組むとともに，精神障害などにより金銭管理が困難なクライエントに対しては，適切な金銭管理のため，成年後見などの利用も検討する．

債務整理─過去の問題への対応

● 解決方法の概要

複数の消費者金融に対する借金の返済や，クレジットカード会社に対する支払いを抱えた状態を多重債務といい，返済や支払いが困難となった場合に，これを法的に解決することを債務整理という．

たとえば，債務の総額が300万円あり，その利率が年12％だとすると，利息だけで年に36万円となり，毎月3万円ずつの返済では，利息に充当されるのみであり，元本は1円も減らない．元本が減る場合であっても，完済まで長期間にわたる支払いを要する場合には，債務整理の対象となり得る．

債務整理の方法には，大きく分けて，①自己破産・免責，②任意整理，③個人再生の3つがある．それぞれの概要は，以下のとおりである．

①自己破産・免責とは，裁判所に申し立てを行うことで，返済不能な債務を帳消しにしてもらう手続きである（ただし税金や罰金などは免責の対象とならない）．以後，債務を支払う必要が全くなくなるので，債務者の経済的再生のためには最も有利な方法といえる．ただし，生活必需品や，所持が認められる一定の現金・預貯金を除いた財産は，債権者に分配される．そのため，自宅を所有しており，それをどうしても手放せない場合など守るべき財産がある場合には選択できない．

②任意整理とは，裁判所を通さず，債権者との交渉によって，債務の額や返済方法の見直しを図る方法である．裁判所を通じない任意での交渉なので限界があり，現在の実務の状況からすると，将来の利息はカットできても，元本のカットは困難である．

③個人再生とは，裁判所に申し立てをして，債務の額を大幅に圧縮し，これを原則3年間で返済するという方法である．自宅を保持したままでも利用することができるが，圧縮した債務を3年間で返済できる見込みがある場合，すなわち，正職員や公務員等，収入が安定している場合でなければ，裁判所の許可を得られない．

● 社会資源

自己破産・免責手続きについては，裁判所ごとにローカルルールがあるが，弁護士が代理人となっていると，代理人弁護士によって十分な調査がされることを前提に，簡易な手続き，低額な費用で裁判手続きを利用できることが多いので，弁護士を紹介するのがよい．

また，負債がギャンブルや浪費などによって形成された場合には，形式的には免責が認められない条項に当てはまる．しかし，依存症治療に取り組んだり，今後の生活再建のための努力をしたり，裁判所の破産手続きに誠実に協力することなどをすれば，実際に免責が不許可となることはまずない．そのような工夫も，弁護士が一緒に行うことができる．

なお，債務整理支援を謳うNPO団体などの中には，債務者の無知や窮状につけ込んで，手数料や報酬などを搾取する悪質な団体もあるので，注意が必要である（一般に，弁護士や弁護士法人以外のものが，報酬を得る目的で法律事務を取り扱ったり周旋を業として行うことは，法律により原則禁止されているが，債務整理に関しては，法に抵触した活動を行うものがとくに多い）．

債務整理自体は，ほとんどの弁護士が取り扱いをしている．もっとも，法的手続きを依頼すること自体が本人にとってストレスとなる場合もあるし，手続きを進めるペースや債務整理を終えた後の生活維持への配慮などを考えると，精神疾患を抱えている場合などは，本人のコミュニケーションの特性や精神状態に配慮することが重要となる．その観点からは，インターネットや交通機関における宣伝広告から弁護士を選ぶことや，日本司法支援センター（通称：法テラス）の一般相談を案内することは，必ずしも適切でない．信頼できる知り合いの弁護士がいない場合は，各地の弁護士会の障害者の専門相談窓口などを紹介したり，弁護士会に電話をして，障害者の権利擁護に詳しい弁護士を紹介してもらうなどするのも1つの工夫であろう．

自己破産・免責に関しては，誤った理解（たとえば，冷蔵庫やテレビも取り上げられる，戸籍に記載される，選挙権がなくなる，一生資産をもてないなど）も流布している．それによってクライエントが相談をためらい，その間，悩みを抱えたまま精神

表29-1 生活保護の種類と内容

必要な費用	対応する扶助	支給内容
食費，水道光熱費，被服費などの日常費用	生活扶助	年齢，世帯人員，地域などの別に算定された支給額を支給　特定の世帯には加算がある（母子加算，障害者加算など）
家賃，修繕費，転居費用	住宅扶助	定められた範囲内の実費支給
義務教育のための学用品の費用	教育費	定められた基準額を支給
医療費，通院交通費	医療扶助	本人負担なしに直接医療機関に支払われる
介護のための費用，住宅改装費用，交通費	介護扶助	本人負担なしに直接介護事業業者に支払われる
出産費用	出産扶助	定められた範囲内の実費支給
就労に必要な技能の習得などにかかる費用	生業扶助	定められた範囲内の実費支給
葬祭費用	葬祭扶助	定められた範囲内の実費支給

状態が悪化したり，家族が巻き込まれてしまうこともある．確かに，法的手続きをとること自体がクライエントにとってストレスとなり得るが，債務整理は，訴訟や労働審判，離婚調停などに比べれば負担は少なく，弁護士が介入することで，債権者からの直接の取り立てや問い合わせをなくすことができるので，落ち着いて今後のことを考える余裕を取り戻すことにもつながる．不安な点，不明な点は弁護士に聞くことにして，まずは，相談することが重要である．

★ 生活保護─現在の生活を成り立たせるための収入を確保する方法

● 制度の概要

生活保護は，世帯単位の収入が法で決められた最低生活費を下回る場合に，生活のために必要となる費用に応じて，各種の扶助が支給される制度である（**表29-1**）．

生活保護は，生活に困窮する全ての国民に保障された権利であり，精神疾患などにより就労が困難な場合や，就職活動をしても就職に至らない場合には，稼働年齢層であっても利用できる．また，生活保護は，最後のセーフティーネットとして位置づけられているが，実際の利用範囲は広く，ほかの公的制度と併用することもできる．たとえば，障害年金を受給している人や，パートなどにより収入がある人であっても，年金や仕事による収入だけでは最低生活費に満たない場合には，不足分について生活保護の利用が可能である．また，よくある誤解であるが，扶養義務がある親族がいないことや，住民票があること，住居を有することなどは要件ではない．ドメスティック・バイオレンス（DV）などの場合には，配偶者に生活保護の利用を知られないようにすることも可能である．

● 社会資源

生活保護は，本人が福祉事務所（市役所・区役所に併設されている）の窓口に出向

いて申請することで，開始されるのが原則である．

以前よりは減っているとはいえ，申請に訪れた者に対し，窓口レベルで種々の理由をつけて申請をさせないまま追い返す，いわゆる「水際作戦」が展開されることも珍しいことではない．精神疾患などの影響で，うまく説明が出来ないクライエントが1人で窓口を訪れた場合，「水際作戦」で申請に至らないおそれもある．そのような場合，支援者・法律家が申請に同行することで，確実に保護申請につなげるよう配慮したい．

生活保護については，どのような法律家であっても当然に取り扱い分野としているわけではなく，生活保護に関する一定の知識を持ち合わせていない法律家であれば，福祉事務所の違法・不当な主張に対して適切な反論をできないこともあり得る．そこで，生活保護法を取り扱い分野としている法律家，弁護士会の生活保護専門の相談窓口，実績のあるNPO団体などにつなぐことが望ましい．

東京であれば，**表29-2**のような窓口，団体が生活保護の相談に関する実績がある．東京以外の地域に関しては，**表29-3**の窓口があるほか（場所によっては，特定の曜日しか電話受付をしていないところもある），各地の弁護士会に相談されたい．

★ 将来にわたる金銭管理などに関する支援

精神疾患，障害特性によって，金銭管理が困難である場合には，他者に支出を管

表29-2　東京での相談先（生保）

首都圏生活保護支援法律家ネットワーク（http://www.seiho-law.info/） ☎048-866-5040　月～金曜日　10：00～17：00
NPO法人 自立生活サポートセンター・もやい（http://www.moyai.net/） ☎03-3266-5744　火曜日　12：00～18：00，金曜日　11：00～17：00
ホームレス総合相談ネットワーク（http://lluvia.tea-nifty.com/） ☎03-5312-7654，☎相談用（フリーダイヤル）：0120-843-530 月，水，金曜日　11：00～17：00 FAX：03-5312-7655

表29-3　全国の相談先（生保）

北陸	北陸生活保護支援ネットワーク福井（福井・富山）　☎0776-25-5339 北陸生活保護支援ネットワーク石川　☎076-231-2110
静岡	生活保護支援ネットワーク静岡　☎054-636-8611
東海	東海生活保護利用支援ネットワーク　☎052-911-9290
近畿	近畿生活保護支援法律家ネットワーク　☎078-371-5118
中国	生活保護支援中国ネットワーク　☎（フリーダイヤル）0120-968-905
四国	四国生活保護支援法律家ネットワーク　☎050-3473-7973
九州・沖縄	生活保護支援九州ネットワーク　☎097-534-7260

理してもらう，あるいはサポートしてもらうことも検討が必要となる．

● 成年後見（後見・保佐・補助）

　障害を理由に判断能力が不十分になっている者を保護し，支援する制度として，成年後見制度がある．成年後見制度には，本人の判断能力に応じて，後見・保佐・補助の3類型がある．裁判所に申立てを行い，裁判所が医師の診断をもとに，本人の能力に応じて，後見人・保佐人・補助人を選任する（**表29-4**）．すでに親族が後見人などになっている場合で，法律専門家の援助をも必要とする場合，法律専門家を後見人などの監督人に選任してもらうことも可能である．

　成年後見制度を利用することで，障害特性のため金銭管理が苦手であったり，浪費傾向がある方の日常の金銭管理をほかの人に委ねることができる．障害により判断能力が不十分な方が，不必要な契約をすることを防ぎ，不必要な契約を取り消して支払った代金を取り戻すことで，財産を守ることができる．もっとも，成年後見制度には，本人の意思決定を制限する側面もあることは否定できない．そこで，成年後見制度の利用に当たっては，その必要性や活用方法を本人と話し合ってじっくり検討する必要がある．

　成年後見制度の利用については，各地の弁護士会や司法書士会の高齢者・障害者の相談窓口で相談を受けられるほか，市区町村の担当窓口でも相談を受けられる．

　なお，成年後見制度は，財産管理以外にも，障害福祉サービスや医療機関の各種手続き，定期的に本人を訪問して生活状況を確認するなど，本人の生活に配慮して安心した生活が送れるように見守ってもらうこと（身上監護）も重要な役割である．身上監護が中心となる場合は，フットワークの点で，弁護士よりも社会福祉士などのほうが後見人として適格な場合も多い．そのような場合は，各地の社会福祉士会でも相談を受けることができる．

表29-4　成年後見制度の類型

	対象となる方	支援する側である後見人・保佐人に必ず与えられる権限	支援する側である保佐人・補助人に対し，申立てにより与えられる権限
後　見	判断能力が全くない方	財産管理についての全般的な代理権，取消権	
保　佐	判断能力が著しく不十分な方	特定の事項（民法13条1項列挙）についての同意権，取消権	特定の事項以外の事項についての同意権，取消権 特定の法律行為についての代理権
補　助	判断能力が不十分な方		特定の事項の一部についての同意権，取消権 特定の法律行為についての代理権

日常生活に関する行為は，同意権，取消権の対象から除かれる．

● 日常生活自立支援事業

日常生活自立支援事業(旧・地域福祉権利擁護事業)とは,金銭管理が苦手な人などに対する社会福祉協議会によるサービスである.福祉サービスの利用援助のほか,1ヵ月間決められた金額で生活するためのお金の使い方に関する相談に乗り,生活費を預かって小口で渡してくれたり,通帳など家に置いておくと心配なものを預かって管理してくれたりするものである.比較的安価で利用しやすいものであるが,本人に有効に契約を締結する能力が必要なので,後見類型の方は利用できない(保佐,補助類型の方は利用可能).詳しいサービスの内容や手続き等については,各地の社会福祉協議会で相談を受けることができる.

★ その他の経済的支援

● 障害年金

障害年金(障害基礎年金,障害厚生年金)は,障害認定日(原則として初診日から起算し,1年6ヵ月を経過した日)において,法令に定められた一定の障害(等級)に該当した場合に支給される障害がある人の所得補償制度である(保険料納付要件もある).支給額は,単身者の場合,1級なら年間約100万円,2級なら年間約80万円である.

障害年金については,各地の年金事務所や「街角の年金相談センター」(日本年金機構から委託を受けて,全国社会保険労務士会連合会が運営しているもので,駅の近くにあることが多い)で相談,手続きを行っている.なお,初診日については,裁判では,カルテなどに明確な記載がなくても,客観的事実と合致する本人や家族の陳述,担当医の陳述などを総合して認定される場合もある.初診日がネックで受給に至らない場合は,障害者の権利擁護に詳しい弁護士や社会保険労務士に相談し,初診日を争っていくこともあり得る.

● 障害者手帳

また,精神障害者保健福祉手帳を取得すれば,税制上の優遇処置,公共交通機関や公共施設の利用料金,携帯電話の利用料金の割引,医療費助成などの福祉サービスを受けることができ,これにより,生活費の支出を抑えることができる.

精神障害者保健福祉手帳と障害年金は別の制度であり,両者の等級は必ずしも一致するとは限らない.

取得に際しては,市町村の担当窓口に医師の診断書などを添えて申請し,都道府県・政令指定都市の精神保健福祉センターが審査を行う.

労働問題

★ 職場環境の調整等

経済的に困窮した方からの相談を受けると,主訴以外にも,セクハラ・パワハラの

被害にあっていたり，過酷な長時間労働を強いられて心身の健康を崩したり，労働時間に見合った給与が支払われていないことが多々ある．それが，精神疾患などを引き起こす原因の1つになっているのではないかと見受けられる場合も少なくない．

セクハラ・パワハラや長時間労働によって，健康に悪影響が出ているような場合は，健康を守ることを第一とし，必要であれば休職も視野に入れて検討することが必要である．交渉その他の手段で職場環境を調整できれば，クライエントの抱えるストレスが軽減されるし，休職した場合も，環境が改善された職場に復帰できれば，クライエントに対する経済的な支援にもなる．

● **精神障害による労災保険給付**

セクハラやパワハラ，長時間労働，解雇などによって，うつ病等を発病した場合，労災として認められることがある．

すなわち，①認定基準の対象となる対象疾病を発病していること，②対象疾病の発病前おおむね6ヵ月間に，業務による強い心理的負荷が認められること，③業務以外の心理的負荷や個体側要因により発病したとは認められないことという要件を満たした場合，労災として認定される．

①の対象疾病は，主としてICD-10（疾病及び関連保健問題の国際統計分類 第10版）のコードで，F2からF4に分類される精神障害である．

②については，厚生労働省が，業務による出来事と，それによる心理的負荷を表にまとめており（心理的負荷による精神障害の認定基準について，基発1226第1号，平成23年12月26日付），その表によって心理的負荷が「強」と評価されれば，業務による強い心理的負荷があったと認められる．この表が注目する出来事として，セクハラ・パワハラや，長時間労働があげられている（その他，仕事での失敗や責任をとらされたこと，仕事内容や仕事量の大きな変化，地位や役割の変化など）．

③については，精神障害の既往歴やアルコール依存状況などの個体側要因がある場合には，それが発病の原因であるといえるか，慎重に判断することとされる．

労災は，労働基準監督署長に対する申請で行うが，弁護士を代理人とすることができる．

● **損害賠償請求など**

事実関係や証拠にもよるが，労災に加えて，損害賠償（休業損害や慰謝料など）を求め，経済的に被害を回復することも可能である．その場合，加害者である上司や同僚のほか，会社に対しても責任を問える場合が多い．

労災と勤務先への損害賠償請求は，別の手続きであり，双方を請求することができるが，一般的には，労災申請を先行させ，労災が認められてから損害賠償請求を行うことが多い．

残業代などの賃金が支払われていない場合は，その請求をすることで，クライエン

トの経済状況がよくなることもある．

労働事件の場合，訴訟（いわゆる裁判）以外に，裁判所での労働審判という比較的短期間での解決を前提とした制度も用意されている．

● 社会資源

金銭的請求は希望せず，職場の環境がよくなることだけを希望する場合は，上司や人事部，苦情窓口が適切に機能していれば，それらに相談をすることで解決できる場合もある．

それが難しい場合や金銭的請求を考えている場合は，外部に助けを求めることになる．労働局の総合労働相談コーナーや労働基準監督署でも相談を受けることができるが，解決に対する実効性という点では，労働組合や弁護士への相談が適切である場合が多い．

労働事件，とくに職場環境を調整する交渉や，精神障害による労災については，専門性や機動力が必要とされるため，この分野の経験が豊富な弁護士につなぐことが重要である．

表29-5に示すように，労働事件の取り扱いに長じた労働者のための弁護士が集まっている労働弁護団は，各地で常設のホットラインを設置しているほか，弁護士会，法テラスにも労働専門相談が用意されているところもある．

> ＜障害がある人に対する合理的配慮＞
>
> 　精神障害，知的障害，発達障害がある人の職場でのトラブルの中には，加害者や周囲の人に，悪意とまでいえない障害に対する理解不足に起因する場合もある．そのような場合，いきなり裁判などの手段に訴えるのではなく，まずは，障害特性などについて，周囲に説明し，配慮を求めることが有効な場合も多い．
> 　2016年4月から施行された改正障害者雇用促進法は，「企業は，労働者の障害の特性に配慮して，職務の円滑な遂行に必要な施設の整備，援助を行う者の配置その他の必要な措置を講じなければならない」と定めている．これは合理的配慮と呼ばれる．合理的配慮の内容としては，たとえば，精神障害がある人の場合，手順をわかりやすく示したマニュアルを作成するなどの対応を行うこと，出退勤時刻・休暇・休憩に関し，通院・体調に配慮すること，できるだけ静かな場所で休憩できるようにすることなどが考えられる．
> 　今後は，これらを根拠に，企業に対して，精神障害がある人が働きやすい環境の整備を求めていくことも考えられる．

表29-5 労働弁護団のホットライン

北海道	☎011-261-9099	火曜日18：00〜20：00
東北	☎022-261-5555	水曜日15：00〜19：00
東京	☎03-3251-5363, 03-3251-5364	月，火，木曜日15：00〜18：00， 土曜日（03-3251-5363のみ）13：00〜16：00
多摩地域	☎042-528-1494	木曜日12：00〜14：00
埼玉	☎048-837-4821	火，木，土曜日13：00〜16：00
神奈川	☎045-651-6441	月，火，水，金曜日11：00〜13：00，17：00〜18：30
神奈川県西部	☎0465-24-5051	木曜日16：00〜17：30
千葉	☎043-221-4884	水，金曜日13：00〜16：00
群馬	☎027-251-5707	火，木曜日17：00〜19：00
栃木	☎028-643-7711	水曜日11：30〜13：30，土曜日10：00〜12：00
愛知	☎090-3930-5225	火曜日17：00〜19：00
三重	☎059-351-6510	木曜日17：00〜19：00
福井	☎0776-25-7727	水曜日18：00〜20：00
京都	☎075-256-3360	火曜日15：00〜18：00
大阪	☎06-6361-8624 ☎050-7533-8510	金曜日18：00〜20：30 火曜日18：00〜20：00
福岡	☎092-721-1251	水曜日13：30〜15：30
北九州	☎093-581-1890	水曜日13：30〜15：30
大分	☎097-536-1221	水曜日13：30〜15：30
熊本	☎096-325-5700	水曜日15：00〜17：00

離婚・DVなどパートナーとの問題

離婚など

　離婚などを巡ってパートナーとのトラブルを抱えており，それがクライエントのストレス源となっている場合がある．

　離婚の方法としては，当事者が話し合って決める協議離婚，裁判所の調停の場で話し合って決める調停離婚，裁判所の判決で強制的に離婚を実現する裁判離婚がある．離婚に際しては，離婚そのもののほかに，子どもの親権者，養育費，面会交流，財産分与，慰謝料についても同時に取り決めることができる．離婚には至らない場合であっても，別居している夫婦間の子どもを含めた生活費の負担の問題や，離れて暮ら

す子どもとの面会についても，裁判所の調停手続きなどを利用できる．

判決まで至った場合に離婚が認められるには，民法に定められている事由に該当することが必要であるが，「その他婚姻を継続し難い重大な事由があるとき」という包括的な定めがあるため，不貞行為や暴力などの典型的な理由がなくても，離婚が認められる場合がある．

⭐ DV

DVは，身体的暴力，精神的暴力，性的暴力のほか，経済的拘束（生活費を渡さない，支出を細かくチェックするなど），行動制限（友人との交際を制限する，病院などへの外出を禁止するなど）という形をとって表れる．その本質は，恐怖心や精神的萎縮を利用した相手への支配であり，支配を受けた被害者は，うつ病などの精神疾患を発病することも珍しくないが，自分から被害をいい出すことは難しいことも多い．

そこで，たとえば，不自然な外傷がある場合は身体的暴力を受けていないか，栄養状態が悪い場合には，経済的暴力にさらされているのではないかという視点でみると，DVに気づくこともある．

医師・医療関係者は，DVのうち，配偶者または配偶者であった者からの身体に対する暴力により負傷しまたは疾病にかかった被害者を発見した場合は，配偶者暴力相談支援センターまたは警察官に通報することができる．また，被害者に対して，配偶者暴力相談支援センターなどの利用に関する情報提供を行う努力義務もある（配偶者からの暴力の防止及び被害者の保護等に関する法律 第六条4項）．通報に当たって被害者の意思の尊重に努めることは当然であるが，秘密漏示罪の規定その他の守秘義務に関する法律の規定は，通報が妨げられないように解釈される（同法 第六条2項，3項）．

カルテの記載は，後に加害者との間で裁判などになった場合，重要な証拠となり得るので，DVの痕跡を示す事項については，カルテにきちんと記載することも重要である．

配偶者から引き続き暴力を受けるおそれがある場合などには，裁判所に保護命令を出すよう申し立てることもできる．保護命令には，被害者への接近禁止命令，電話など禁止命令，被害者の子どもや親族への接近禁止命令，自宅からの退去命令がある．

被害者が加害者に経済的に依存している場合や，子どもを抱えている場合は，離婚に踏み切る決断には困難が伴うこともある．そのような場合，婚姻費用分担調停や，生活保護などの生活を支える手段について知ることが，決断を後押しすることもある．また，離婚を強制するのではなく，離婚については落ち着いてから後で考えるとして，とりあえずは別居して身の安全を図るという選択肢を示すことも重要である．

婦人相談所などからシェルターの紹介を受けることや，自治体と連携すれば，住民票はそのままにして住民サービスを受けられる場合もあること，住民票を移動させても閲覧制限の支援措置もある点や，子どもの転校についても配慮されることなどを示

表29-6　DVについて専門性の高い相談窓口

東京弁護士会　池袋法律相談センター	☎03-5979-2855
東京弁護士会　北千住法律相談センター	☎03-5284-5055
第二東京弁護士会　女性の権利相談	☎03-5312-2818
東京三弁護士会多摩支部DV法律相談	☎042-548-1190

表29-7　精神障害がある人に対する専門性がある法律相談窓口（東京）

一般社団法人東京TSネット（弁護士，ソーシャルワーカー，精神科医，大学教授，特別支援学校教諭，臨床心理士などが所属する障害者の支援団体） FAX：020-4666-4066 Eメール：info-tokyo-ts@tokyo-ts.net
高齢者・障がい者総合支援センター「オアシス」（東京弁護士会） ☎03-3581-2201　月～金曜日　10：00～12：00，13：00～16：00
成年後見センター「しんらい」（第一東京弁護士会） ☎03-3595-8575　月～金曜日　10：00～12：00，13：00～16：00
高齢者・障がい者総合支援センター「ゆとり～な」（第二東京弁護士会） ☎03-3581-2250　月～金曜日　9：30～17：00
東京三会　立川法律相談センター　高齢者・障害者専門相談 ☎（予約）042-548-1190

すことも，クライエントにとっては知りたい情報であることが多い．

● 社会資源

　配偶者暴力相談支援センターの機能は，婦人相談所などが果たすとされ，婦人相談所は各自治体に設置されている．

　その他，内閣府は，全国共通の電話番号（0570-0-55210）から相談機関を案内するDV相談ナビサービスを実施している．

　離婚などの家事事件で代理人となれるのは弁護士だけであるから，必要に応じて，弁護士の相談を受けるとよい．単純な離婚であれば，個人を対象とする業務をしている弁護士であれば，ほとんどの弁護士が取り扱い対象としている．しかし，DV事案の場合，丁寧な聞き取りといった配慮のほか，自治体や警察との連携，身を守るための具体的アドバイスなどのためには，経験がある弁護士への依頼が望ましい．

　自治体や弁護士会によっては，女性専用の法律相談を実施していることもある．東京では，**表29-6**，**7**に示した各相談窓口において，専門性の高い弁護士が相談を担当している．

29　経済的な問題への助言や社会的資源の活用

<法テラス利用の際の注意点>

　法テラスの一般相談は，法テラスと契約関係にある弁護士が，名簿に従って待機し相談を担当している．法テラスの事務局が，得意分野等弁護士の個性をすべて把握しているわけではないので，相談の種類と，相談担当弁護士の得意分野がフィットしないこともある．たまたま待機していた弁護士が，精神疾患があるなどのコミュニケーションに不安がある方との相談に慣れているとも限らない．専門性の高い相談や，コミュニケーションに不安があるクライエントを法テラスの一般相談に誘導することは，有効な支援とはいえない．

　法テラスにつなぐ場合は，法テラス内においても，専門相談を実施しているところもあるので，可能な場合は，相談の種類に応じた窓口に相談を申し込むのがよいだろう．

　なお，法テラスと契約関係にある弁護士の場合，自分の法律事務所で相談を受ける際にも，法テラスの法律相談援助を使って，同一案件で3回までは，無料法律相談とすることができる．精神障害がある方や生活困窮者などの社会的・経済的弱者に対する支援にかかわっている弁護士は，ほとんどの場合，法テラスと契約関係にある(あるいは，法テラスを使わず，法テラスと同様水準の弁護士費用の分割納付することに対応している)と考えてよい．また，そのような弁護士の場合，一見の相談者であっても歓迎していることが多い．直接の面識がなくても，目当ての弁護士がいる際には，事務所に相談申し込みの電話をしてみるとよい．

ポストベンションのステージ

遺族にとってのプリベンションの問題でもあること

　自殺した人が一家の生計を支える立場にあった場合などには，残された遺族が収入を絶たれ，経済的苦境に立たされることも少なくない．また，後述のように，自殺の場所，方法によっては，鉄道会社や賃貸人から，遺族に対して多額の損害賠償請求がなされることもある．

　一般に，1件の自殺について自殺者の近親者(配偶者，親，子，兄弟など)は4〜5人程度存在するといわれており，年間でみると，約3万人の自殺者の周囲で，12万〜15万人ほどの遺族が毎年新たに生まれていることになる．それだけの遺族が，以下にあげるような種々の法的トラブルに巻き込まれる可能性にさらされている．遺族に対する適切な支援は，ポストベンションの問題であると同時に，連鎖自殺を防ぐプリベンションの問題でもある．

相続と相続放棄の熟慮期間について

　人が相続人を残して亡くなると，相続が発生する．相続とは，亡くなった人が有していた不動産，預貯金，債権などのプラスの財産と，借金，損害賠償債務などのマイナスの財産の双方をすべて引き継ぐことをいう．相続は放棄することができ，相続放棄をすると，プラスの財産，マイナスの財産の双方を引き継がないこととなる．

　自殺者のプラスの財産とマイナスの財産を比べて，マイナスの財産の方が多ければ，遺族は，相続放棄を希望することも多いであろう．もっとも，プラスの財産には，労災による保険金や損害賠償請求権のように，発生するかどうか，発生するとして額がどのくらいになるか，調査・検討を経なければわからない場合もある．その場合，いったん相続放棄をしてしまえば，あとで多額の保険金や損害賠償請求が可能であることが判明しても，その権利を失うこととなる．逆に，いったん相続を承認してしまえば，その後になって多額のマイナス財産があったことが発覚した場合，債務を負担することになる．相続放棄には，「自己のために相続の開始があったことを知った時から3ヵ月以内」という時間制限があり，この熟慮期間を経過すると，相続を承認したとみなされる．

　家族を亡くした直後の遺族にとって，3ヵ月という熟慮期間内に，プラスの財産とマイナスの財産をすべて正確に把握したうえで，相続するか相続放棄をするかの判断をすることは困難な場合も多い．そのような場合は，家庭裁判所に申し立てを行うことで，熟慮期間を延ばすことができる．この申立て自体は，簡易なものであるから，相続人が家庭裁判所の窓口で相談しながら自ら行うことが一般的である．熟慮期間伸長の制度も利用しながら，相続するか相続放棄をするか，慎重に判断することが必要である．

損害賠償請求への対応

賃貸人からの損害賠償請求

　賃貸物件内で自殺が発生した場合，当該賃貸物件は，通常人から心理的に嫌悪すべき事由（心理的瑕疵）があるものとされ（このような考え方自体に対する批判も存在するが，ここでは触れない），一定期間賃貸することが出来なくなる．また，仮に賃貸できたとしても，本来の賃料での賃貸は困難となる．そのようなことから，賃借人が，賃貸物件内で自殺することは，賃貸借契約上の義務に違反する債務不履行とされ（東京地方裁判所平成13年11月29日判決，東京地方裁判所平成22年9月2日判決），賃借人は，自殺によって生じた損害を賠償する義務を負う．

　したがって，遺族が（連帯）保証人となっていた場合は（連帯）保証債務に基づき，遺族が相続人である場合は，相続した債務に基づき，賃貸人から損害賠償請求を受ける．もっとも，損害賠償の内容・金額は，自殺により破損などした箇所の原状回復

費用などの現実に生じた損害や，自殺により減少すると考えられる賃料相当額（たとえば，年間は賃貸不能，その後2年間は従前賃料の半額での賃貸と仮定するなど）に限定される．過大な請求に対しては，弁護士を間に入れて請求額の根拠の明示を求めて交渉などすることで，適切な賠償額への減額を求めることが可能である．

鉄道会社からの損害賠償請求

自殺の方法が，鉄道への飛び込みなどの場合も，遺族に対して，損害賠償請求がなされることがある．

この場合も，賠償の対象は，車両や線路の修理代，復旧のために要した人件費（超過勤務に対する手当など），特急券の払戻し・キャンセル料等のうち，現実に発生したものに限定される．過大な請求に対しては，弁護士により交渉などすることで，適切な賠償額への減額を求めることが可能である．

万が一，脱線などにより重大な事故にまで発展した場合で，多額の損害賠償の支払いに応じざるを得ない場合は，相続放棄も検討の対象となるが，実際問題としては，そのようなケースは極めてまれであろう．

労災，勤務先への損害賠償請求権

勤務に関連した心理的負荷（長時間勤務，セクハラ・パワハラなど）によって自殺が引き起こされた場合，被害者である自殺した人は，労災請求，勤務先への民事損害賠償請求権が認められ，遺族は，これを相続する．

自殺が勤務に関連した心理的負荷によって引き起こされたことを立証するための証拠としては，遺族の側にある遺品（勤務状況等が記録された手帳，パソコン，携帯電話など）のほか，勤務先にあるタイムカード，出勤簿，業務日誌・日報，メールの送受信記録，パソコンの起動時刻などがわかるログ，職場への入退室時間がわかる警備会社のセキュリティー記録などが考えられる．これらは多岐にわたるとともに，本人が自殺で亡くなった後，勤務先が破棄・改ざんなどするおそれもあるので，早期に裁判所を通じた証拠保全の手続きをとることがきわめて重要である．どのような証拠を保全することができるかは，弁護士のスキルにかかる部分も大きく，初動が重要であるため，この分野に十分な経験を有する弁護士につなぐことが肝要である．

生命保険金の支払い

法律上，被保険者が自殺した場合，保険会社は，保険給付の責任を負わないと定められている（保険法五十一条1号）．また，生命保険の約款においても，責任開始の日（一般的には，①契約の申込書への署名・捺印，②医師による検査または告知，③第1回目の保険料支払いが終了した日）から3年あるいは2年内に被保険者が自殺した場合，保険会社は，保険給付の責任を負わないとする自殺免責特約が定められていることが一般的である．保険会社が，これらの規定を根拠に，保険金の支払いを拒否することがある．

表 29-8　自死遺族支援弁護団の相談窓口

自死遺族法律相談ホットライン（全国対応）
☎ 050-3786-1980　毎週水曜日（祝日を除く）12：00～15：00

　しかし，上記の定めにもかかわらず，一定の場合には，自殺であっても保険金が支払われる場合がある．すなわち，自殺免責特約における自殺とは，「故意に」自己の生命を絶って死亡することをいい，被保険者が，意思無能力状態であったり，精神疾患などのため自由な意思決定に基づいて自己の生命を絶ったとはいえない場合，自殺免責特約における「自殺」にはあたらないと解釈されているのである（自殺した方が意思無能力であったこと，自由な意思決定に基づいて自己の生命を絶ったといえないことについては，保険金を請求する遺族の側が立証責任を負うと考えられている）．

　そこで，遺族が保険金請求を行うために，カルテ，同僚の供述，労災認定の際の資料など，意思無能力状態や自由な意思決定ができない状況に追い込まれ，自殺に至ったことを示す資料を収集することをサポートすることが必要である．

★ 社会資源

　とくに，労災の問題や生命保険の問題に関しては，処理に当たって高度の専門知識が必要とされる場合が多いため，遺族支援について経験がある弁護士につなぐことが望ましい．

　自死遺族支援弁護団には，自死遺族をめぐる法律問題に専門性，経験を有する弁護士が多数所属して，事案に応じてチームを組んで対応する体制を組んでいる（**表 29-8**）．

（弁護士　中田雅久）

30 心の自由は，どんなひどい状況下でも奪われることはない
――V.E. フランクル

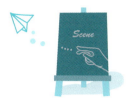

はじめに

30年近く前のある日……．

診療のたびに死にたいと訴える20代の女性に，その日も筆者は自殺しないことを約束していただいた．まるで恒例の儀式のように．しかし，その時は少し違っていた．診察室を出る間際に「先生は死のうと思ったことありますか？」と突然聞かれ，咄嗟に「ありません」と答えてしまい，しまったと思って何かいい訳をした．「変なことを聞いてすみません」といい，笑みを浮かべながらお辞儀をして出て行かれたのが，その方をみた最後になった．

死にたいと思うほどつらいことを経験したことのない人が，いくら説得しても，実感をもってそうする人との間には大きな差がある．たとえるならば，愛想笑いと本物の笑顔くらいの本質的な違いがある．愛想笑いは大脳皮質の運動野に支配された頬骨筋によって意識的につくり出されるが，本物の笑顔は視床下部によって支配された眼輪筋によって無意識につくり出される[1]．つまり，もしもあの時に「私だって死にたくなったことがありますよ」と答えたとしても，表情はうそをつけなかったであろう．それでは，どうすればよかったのだろうか？　そう自問自答しながら，結局答えはみつからないままに月日だけが過ぎた．

それから十数年後，筆者は，ある精神科医の本と出会った．その人の名は，ヴィクトール・エミール・フランクル（1905〜1997年）という．実存分析の父とも呼ばれているが，むしろ世界で1,000万部以上売れたといわれる名著『夜と霧』[2]の著者としてのほうが有名かもしれない．

フランクルの理論（ここでは紙面の都合で紹介できないのは残念であるが，すぐれた成書がたくさんあるので是非お読みいただきたい）は，筆者にとって心理的治療を行ううえで最も大切なものとなった．とくに筆者が好きなのは，人はどのような状況においても心に自由があるという考え方である．フランクルが出会ったある患者は，回診中の彼に「今晩自分は死ぬと思うが，当直中の先生を起こしてしまっては申し訳ないので，今殺してもらえませんか」と頼んだという．死が目前に迫っているにもかかわらず，心の自由を発揮した例である．

フランクルの理論が心を病む方にも響くと私が信じる理由を，以下に紹介したい．

フランクルは第2次世界大戦前にウィーン大学の神経科に勤務していたユダヤ人である．彼と彼の家族は全員，ナチスにより強制収容所へ送られ，生き残ったのは彼1人だった．収容所生活は，自殺を考える必要もないくらいに死が日常的であったという．フランクルの実存分析の理論は，ウィーン大学時代にすでにできあがっていたが，収容所生活を乗り切ったことで，奇しくも彼自身がその身をもってその有用性を証明することになった．フランクル自身，収容所生活を経て自分の理論に魂が宿ったと述べている．

フランクルが収容されたのは，悪名高いアウシュビッツ・ビルケナウ収容所であった．そこには，連日数千人というユダヤ人が，文字通り貨車に積みこまれて運ばれてきた．最初にナチスの医師に体格などチェックされ，90％以上の方が，そのままガス室に消えた．残された人たちも，すべての財産や身分を取り上げられ，体中の毛をそられ，番号を焼印され人間から労働力へと変わった．そして，細かい規則を強要された．たとえば，支給された物を故意に破損させることは許されず，木靴で傷んだ足を守るのに毛布を切り取った人は死刑になった．それどころか，ナチス親衛隊員の虫の居所が悪いだけでガス室に送られる人すらいた．このような環境にいきなり放り込まれた人は，心理状態の第1段階として「驚きと恐怖」に支配された．この状況は精神病という嵐に突然見舞われた人にも当てはまるのではないかと考えている．

アウシュビッツでは，この時期を生き残るために「なぜと問わない」という法則があったという．「なぜ自分はこんな目に遭うのだろう」，「なぜユダヤ人が迫害されるのだろう」……．このような問いは，何ら解決策をもたらさないだけでなく，生きるエネルギーさえ失わせる．

フランクルは「運命に対して人はなぜと問う立場にない．むしろ人は運命に問われている存在である」と述べている．運命に対して，私のような無力な人間は何もできないと答える人がいるかもしれない．しかしフランクルはどんな人にも，その人にしかできない役割があるという．そして，人には運命に対してどのような態度を示すかという自由があるという．フランクルは，何不自由のない（ようにみえる）お嬢様として育てられたある婦人が，収容所に来て初めて他人のありがたさや他人を思いやることの大切さを知り，「私はここに来てよかったと思う」といっていたことを紹介している．

しかし，アウシュビッツの環境に慣れてくると，人々は次第に心理状態の第2段階として離人症の状態に陥る．フランクル自身も，つい数十分前まで話していた仲間の死体の横で，何の感情もわかずにスープをむさぼっている自分に気づいている．

この段階を乗り切るためのキーワードは「未来をみること」である．未来をみることというのは，単なる楽観主義とは違う．逆に楽観主義は最も罪が重い．たとえば，年末が近づくにつれ「クリスマスに何人かが恩赦される」などの根拠のない風説が必ず収

容所内に流れ，それを信じる者は，クリスマスに何も起こらないことを知ると途端に衰弱して死んでいったという．

　ある日，監視員が「規則違反者を差し出せ」と要求したことがあった．しかし皆がかばって知らないふりをした．怒った監視員は全員の食事を中止してしまった．ひどく飢えイライラしているみんなに，フランクルは話しかけた．「戦争に関する確かな情報がない今，われわれのなかで生き残ることのできる者がどれだけいるかわからない．しかし，生き残れるかどうかは問題ではない．みんなで力を合わせてこうやって頑張っていることはとても価値のあることだ．だからどういう結果になるにしても，私たちは価値のある人間なのだ．（一部抜粋）」仲間は泣きながらフランクルに握手を求めてきたという．このようにフランクルは現状を冷静に分析しつつ，いかに厳しくても未来に向けても明るい要素をみつけ出そうとした．

　普通に考えれば，飢えて疲れ切っていたのだから生存のためには黙って寝ていた方がよい．しかし，精神分析家として話したことでかえって生きる力が湧いたとフランクルは述懐している．同様に，なけなしのパンを死にゆく仲間に与えるなどの道徳的な行為を行う者のほうが，そうでない者より生き延びたという．

　戦況が変わり，戦線が収容所の方にまで後退してくるにつれ管理がずさんになり，脱走者が出始めた．フランクルも仲間と周到に準備し，まさに決行しようとしたそのとき，衰弱した友人が行かないでくれと嘆願した．フランクルは迷うことなく，医師として仲間として友人として残ることを決意した．そのときの心境についてフランクルは，身体は囚われのままであっても，精神はいまだかつてないほど開放されたと述べている．

　その後，収容所は解放されるのであるが，収容所における心理状態の第3段階は，その後に訪れた．解放直後，ある者は話し続け，ある者は食べ続けたという．その後，夢にまで見た自宅に戻るのであるが，そこには待っていてくれるはずの家族はなく，財産も身分も何も残されていなかった．収容所では，家族が生きているかもしれないというわずかな望みがあったから，現実よりましだった．かつて交際のあった非ユダヤ人達の「私たちは知らなかった」，「私たちも苦しんだ」という言葉がさらに追い打ちをかけた．

　フランクルは，この最悪の事態に際しても，今こそ自分は試されていると考え，人生に向き合いイエスというべきであるという信念を貫いた．フランクルは，元ナチス党員の排斥運動に真っ向から反対した．元ナチス党員だという理由で人を迫害するのであれば，ユダヤ人だという理由で迫害することと同じであると考えたからである．元ナチスの同僚が，なぜかばってくれるのかとたずねたとき「元ナチスというだけで人を排斥するのは間違っていると発言するのは，ナチスによって収容所に送られた私に与えられた使命である」と答えたという．

収容所のいかなる段階においてもつらさが待ち受けているように，精神病に見舞われた人たちも，その過程・段階で異なるつらさが常に待ち受けていると認識しなければならないと思う．しかし，自殺しか選択肢が残されていないと思う人たちの心のなかにも，病気に侵されない心の自由が必ずあるはずだと筆者は信じている．だからもし，あの時に帰れるのであれば，私は迷わず彼女をもう一度診察室に呼び戻し，話を聞かせてもらいたいと思う．

参考文献
1) アントニオ・R・ダマシオ（著），田中三彦（訳）：生存する脳―心と脳と身体の神秘，講談社，東京，2000．
2) ヴィクトール・E・フランクル（著），霜山徳爾（訳）：夜と霧―ドイツ強制収容所の体験記録―，みすず書房，東京，1961．

（鈴木映二）

Part 3. 生きると向き合う

対話③
31 生きると向き合う

精神科医
今村弥生（杏林大学医学部精神神経科）※司会
久我弘典（ジョンズホプキンス大学精神医学部門）
田中増郎（高嶺病院精神科）

プライマリ・ケア医
菅野哲也（北里大学医学部地域総合医療学・総合診療医学）
遠井敬大（埼玉医科大学総合医療センター救急科（ER））
藤沼康樹（CFMD／生協浮間診療所）

それぞれの現場の自殺

今村 本書は自殺だけに向き合うというよりも，社会的な意味もあるメンタルヘルスの問題に，精神科医，プライマリ・ケア医，当事者が向き合い，議論している企画なのですが，今後，専門家の教育のあり方として，こういう場をもったほうがよいのではないかというご意見はありますか．精神科の立場からプライマリ・ケアを，プライマリ・ケアの立場からメンタルヘルスを学ぼうという思考性のある方が今日はたまたま集まっているので，現状を踏まえていかがですか．

田中 最終的には面接技法だったり，患者さんとのアライアンスだったりと，基本的なことを重視することが大事だと思います．仮に紹介状に必要な情報があってもなくても，患者さんに対する愛がある先生からのものについては，当たり前かもしれませんが，僕はなるべくお受けするようにしています．愛があれば大丈夫．大丈夫じゃないこともあるけど，愛があれば比較的大丈夫だと思っています．

久我 田中先生は（良い意味で）人間くさいから，「愛とか仁義とか」いう言葉がそこで出てくるのは素晴らしいですね（笑）．

31 対話③ 生きると向き合う

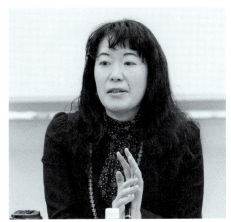
今村弥生

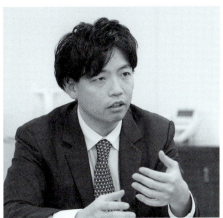
久我弘典

今村 人間くさい，というより，人間的な魅力を診療に活かせるということだと思います．それぞれ何かを患者さんの治療に活かしていると思うんです．

　私としては，紹介状の内容よりも患者さんの状況のほうが第一なので，それが伝わればありがたいことこの上ないです．

　書く側として，書き方を知っているとよいと思います．精神科というのは紹介状を書くのに結構時間がかかるじゃないですか．15分ぐらいで書けたらいいなと思っています．連携のあり方を変えるためにも，紹介状の書き方も，教育のなかでこだわったほうがよいのではないかと考えています．

　今後の教育について，ほかにはいかがですか．

藤沼 われわれからすると，「当然スクリーニングするでしょう」ということが，実はあまり知られていなかったりします．身体症状のある患者さんの背景にうつがあるという啓発も，ここ20年ぐらいで劇的に進んだと思います．僕が学生時代はうつ病というのは非日常の世界だったんです．普通の世界じゃなくて，僕らのような診療所へは来ないという感じだったんです．シンプルな精神症状への啓発というのはすごく重要だと思っています．

　精神科の先生方というのは自殺のハイリスクの患者を診ているので，おそらく対応も身についていると思うんですけど，僕ら非専門医はそういった場面に出会うと「えっ」という感じになるんです．

　そういう時にフェイス・トゥ・フェイスで知り合いの精神科医がいれば，もごもごしながらも相談できると思うのですけれど，僕らの日常の仕事なかでフェイス・トゥ・フェイスで精神科医と知り合いになれる機会というのは，なかなかないんですよ．だから病院単位になってしまう．そういう点では精神科の先生とプライマリ・ケ

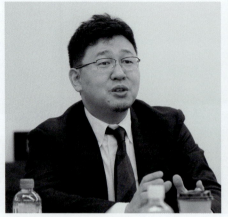
田中増郎

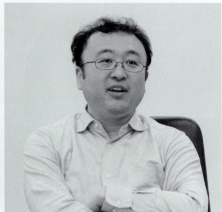
菅野哲也

アの先生は友だちになってほしい．ちょっと気軽に携帯で相談できるみたいな．

田中 僕の所属する病院では，1ヵ所のプライマリ・ケアの先生と密に相談できるようになっています．もともとうちにおられた先生が開業されたということもありますが，すごく連携がうまくいっています．おそらくほかの精神科の病院だと難しそうな，いわゆる「もとに発達障害がある患者さん」や，「依存症関連なのでよそでは困難だから，とりあえずいったんお願いできるか」ということも電話1本で受けるようにしています．その先生にはそれこそ愛があるのがよくわかっているので．

藤沼 私，愛がないんです．一番苦手な領域は何かというと，アルコールの患者さんです．夜に山手線で騒いでいるのをみると猛烈に腹が立つんです．

田中 先ほどから藤沼先生のお話をうかがっていると，間違いなく愛があります．

今村 一般的な愛というよりも慈愛．すべての人への愛ですね．

久我 田中先生がいわれた，開業した先生と仲がいいというのは，一緒の病院で働いて，一緒に患者さんを診て，話し合いをしていたからだと思うんです．教育という観点ではプライマリ・ケアの先生は3年で専門医が取れるのであれば，その間に半年間は精神科を回る．精神科も同じように3年間のうちの半年間はプライマリ・ケアを回るなど，プライマリ・ケア医と精神科医が相互的にかかわれる場があるとすごくいいなと思います．

31 対話③ 生きると向き合う

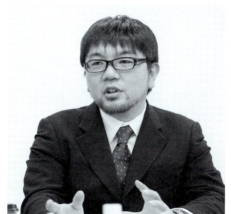
遠井敬大

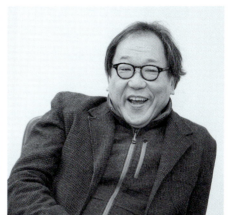
藤沼康樹

菅野 プライマリ・ケアでも，多職種連携で「症例を検討する」，「振り返る」，「亡くなった方をカンファレンスする」というのはよく行われています．しかし自殺というのは，こちらから「治療した」という感じはなく，「対応していた」という感じになります．チームの誰が悪いというのではないですけど，「自分で亡くなったから」となってしまい，自分たちの振り返りまでしてない気がします．みなさんは振り返りなどをやったりしますか．

遠井 それは自分の患者さんであればあるだけ逆にできないと思います．スタッフ間でも，全体的にどこまで踏み込んだらよいのか，という空気になります．振り返ったほうがいいと思うのですけど，何か踏み込んではいけない領域といった感じがあります．

藤沼 ネクスト・ステップというのが設定しにくいんです．たとえばカンファレンスで振り返った後に，われわれは次からこういうことに注意しよう，というような教訓がつかみにくい．だから終わりようがないんです．「時間がきたのでそろそろやめますか……」という話になる．そのあたりが難しいです．専門家の先生たちはどういうふうにまとめていますか．

今村 比較的カンファレンスはやっています．自殺対策をどうするか？ に，医療機関の力量の差が出ると思います．後に活かせないのは，「家族が悪い」，あるいは「あの時ここで電話をかけなかったから悪いんだ」となることです．

藤沼 絶対にそうなりますね．

菅野 僕らがやると,「私が悪い」みたいな感じになってしまうんです.

久我 犯人探しですね.

今村 看護師さんがいないところで,「あの時,看護師さんがもっと診てくれていたら」,「看護がもっとがんばってくれていたらよかったのに」と.その場で責めるのは最悪中の最悪ですが,間接的に病気が重かったというのも1つの結論かもしれませんが,誰かのせいにするのは,短絡的で本質をみれない議論だと思います.

　それぞれ,かかわった人の立場で,「非難しないルール」のもとでいろいろな思いを出す.「はっきりいってまだモヤモヤしている」,「ずっと引きずると思う」という意見もあれば,「いや,私はこうだと思っている」,「誰かが心配だ」ということもある.「私が悪いんじゃないか」,「どうしてみんなあの時助けてくれなかったのか」,「あんないい方することないじゃないか」,あるいは「訴訟や家族に責められるのではないか」,そういう不安を抱えながら診療をするというのは,その人にとって学びも何もないと思うんです.ネガティブなものも含めて感情を出せたらいいと思っています.

　さらによくないのは,「会議をやりました」というカンファレンスです.議事録をつくって提出したので,『今回のことに関しては対策をしました』というような組織的なカンファというのも何の意味もない.やったことに意義があるのではなく,専門家として意味のあるやり方はあると思うのです.

久我 僕は2つのアウトカムを重視しています.1つはグリーフケアです.罪の意識というのはどうしても芽生えてしまうので,罪の意識をもっているのは自分だけじゃない,ほかのスタッフもいるんだということがわかるだけで,それ以降,苦手意識の芽生えがなくなるということです.

　もう1つはスクリーニングです.SAD PERSONSスコアでスクリーニングできたかどうか.誰ができなかったかというのではなく,その人にどれだけリスクがあって,自殺に至ってしまったのか.その2つのことをアウトカムしてやっています.

日常か非日常か

今村 ここで少し話題を変えたいと思います.みなさんにとって自殺とは非日常でしょうか.

田中 もちろん非日常だと思います.

久我 非日常的であってほしいけど，日常的に考えなきゃいけないことですかね．

田中 実際に直面するのはまれですけど，それが頭から抜けることは365日ほとんどないかもしれないです．本当に死にたいと思ってアルコールを飲んでいる人も一部いらっしゃるので，常にそれは思っています．

今村 私にとってはやはり非日常です．そこは先のお2人の先生とはちょっと違う理由かもしれません．私が普段専門にしているのは精神科のリハビリテーションです．その人のもっている生きる力，強みを伸ばすということを普段からやっています．なので，「生きることを診る」のと「自殺のリスクを診る」のには180度ぐらい視点を変えねばならない，とも思うのです．

　診療のなかで自殺が起こるときは，あぶないなと思っていたときと全く考えもしなかったというときがあって，自殺による専門家の私が受けた「トラウマ」によって，この問題から目を背けたいという，後ろ向きさもありました．自殺することなく，その人がよくなってくれる，回復してくれる姿を目指して診療しています．その視点と自殺するかもしれないという視点は切り替えないといけない．その切り替えができるようになったのは，ごく最近でした．

　私は現在，職場で毎回自殺リスクカンファレンスをします．そのときいつも考えるのは，「精神科医としての私の考えは，この人は自殺するのか，しないのか」という二択になっていないか？ という内省です．精神症状のある人に対して，この人は死ぬかもしれない，死なれたら私が困る．そういう目で人をみるのはどうか？ という思いがいつもあるんです．かといって自殺を防げなかったこともある．心のなかでは自殺するかどうか，自殺させないためにはどうしたらいいのかばかり考えるのもよくないというのがあるんです．その人の普段の日常，平凡に楽しいことも大事にしておきたいなと思います．

菅野 プライマリ・ケア医も数は少ないですが，自殺について忘れてしまっていたら困るなと思うんです．精神科の先生にそういうのを教わりたい．僕がかかわった自殺された方は，うつがひどかったので，最後にその方を精神科に連れていったんです．薬をもらって帰り際に「俺はがんばるよ」みたいなことをいって，すごくモチベーションが上がって，「これはいいかな」と僕は思っていたら1週間後ぐらいに亡くなったんです．それは防げなかった．勉強不足でした．もっと予防線を張ったほうがよかったのかなと．かかわる人はみんな知っておいたほうがいいと思いました．

田中 今の菅野先生の話だと，その瞬間を救ってあげたというのは，僕はよかったと

思うんです．ただそれを長続きさせることが難しかったということになる．これは失敗という捉え方よりも，こういう経験こそがまさに次に活かせるのは何かというふうに考えていただきたいです．僕はその瞬間だけでもハッピーを与えることができた菅野先生はすごいなと思います．

今村 全く同じ経験をしたことがあります．それは本書のなかのポストベンション（p.130）のところで書いています．何でも私たちだけでしないようにするというのも大事です．症状としての自殺念慮は，やっぱり風邪やうつの症状とは次元が違うものだと思うんです．自殺企図の症状をチェックするものもあるけれども，同列に扱ってよいものなのかなと．

　その人がどういう環境で生きてきたか．人間関係はどうか．経済的な問題も見逃せないことだと思います．そういったいろいろな苦労が積み重なった結果として起こってくることです．たしかに精神疾患，あるいはメンタル的に普段のその人から解離した状態の方がほとんどだと思うので，医療の視点は欠かせないと思うのですが，それだけで自殺の問題を診たつもりになるのも逆に危険です．いい訳といえばいい訳なのですけれど，私たちが最善を尽くしたつもりでも，人間なのでまだまだ介入できるところはある．それは医療者だけじゃなく，ご家族，近所の人，その他の支援者の方々も巻き込んで，ようやく心に届くことだと思います．

遠井 専門医の先生は，実際の臨床の経験が増えていけば，患者さんが自殺されてしまうこともあると思うんです．僕は臨床経験が10年ぐらいしかなく，かかりつけの患者さんは5年6年の長さなので，リアルに普段の患者さんが自殺したという経験は正直あまりない．逆にないことがちゃんと診ていないんじゃないかという気もしてしまい．いろいろ振り返ってみたんですけど，先ほどいわれたように家族の話に出てくるというのはあっても，リアルに目の前の患者さんがというのはあまりない．

菅野 "経験してないことはできないのか"という考え方もある．超レアな病気を診たことがあるかというのに近いという気がします．

藤沼 死自体はかなり日常です．在宅でも月に何人かが死にます．お年寄りと死について語り合うことも多いです．たとえば「いつまで生きるんでしょう」みたいな話というのはものすごく多いです．毎日のようにあります．最近は，「安心してください．必ず迎えが来るから．焦らない，焦らない」といっています．「必ず来るから大丈夫」と．大丈夫って何が大丈夫かわからないですけど，そういう話をしています．

　死に関して語る機会は昔に比べるとめちゃくちゃ増えました．会話のなかでも昔は

タブーでしたが,「いつまでもお元気で」みたいな返しが全く通用しないんです.90代過ぎの人がメジャーになったものですから.死について語ることは日常的ですけど,その点,自殺はちょっと違う.かなり次元の違う話だという感じはします.

今村 死にたいという主訴は日常です.「死にたいくらいつらい」というのは,よくあることですが,「死にたい」と自殺の間には何ステップかあって,そこまでの階段が短い人,長い人がいます.「本当に死ねといわれたら困るんです」という人もいます.そこの幅が広いのかを見極めるのが,かかわるうえでは大変で,私たちの悩みどころでもあると思います.

久我 たとえば「死にたい」と聞いて,「何か手段を具体的に考えていますか」というあたりまで踏み込める医師は多くないと思います.そこの教育はどんどん啓発していかないといけないと思います.「聞いてしまっていいんですよ」というと,結構聞いてスムーズにやったりもしているようです.

遠井 自殺をするというのが主訴で来院する人というのは,プライマリ・ケアでは少なくて,日常診療でそういう会話をしているのに,ある時自殺の問題が起きる.そこのマネジメントの仕方を教えていただきたいというのが実は一番ニーズが高い.本来起こり得ることだからです.

診療所だと,そのあたりで引っかけるのは看護師さんだったりするんです.「いつもと違う」とか,看護師が聞いたら,「本当に(自殺企図を)したことがあるみたい」とか教えてくれたりして,助けられることもたしかにあるかもしれないです.

久我 診療の現場をみて,スーパービジョン(教育)を受けるシステムが大事だと思います.僕もそうですけど,自分がよいと思ってやっていることが,ほかの人の視点からみると結構違っていたりします.

それとノンバーバル(非言語的)なところは,後で相談をしに行っても伝わらない,その場でノンバーバルな雰囲気をみて指摘してもらう必要があると思います.自分が相談に行った場合というのは,自分の主観をもって上司に相談に行くじゃないですか.それを上司は完全に捉えて「その場合はこうしたらいいよ」と答える.そもそもの僕の捉え方が違う場合が結構ある.その場でのスーパービジョンというのが何かしら必要かと思います.

田中 たしかにペットと過ごして救われたというケースもある.何が悪い方向に行くきっかけになるかわからないし,また何がいい方向に行くきっかけになるかわから

ないので，いわゆる総力戦で何でもありだと僕も思います．

今村 ペットは強力です．最近よく敗北感を感じるのはカラオケ教室です．

田中 変な話，今村先生が感じる敗北感というのはいい気づきで，自分が負けるものをたくさん知っているということは，「利用できる手段をたくさん知っている」ということになると思うんです．自分がやるよりも，もっといい成果を上げたものを知っているというのはすごく大きい．敗北感を感じたことのある精神科医のほうがひょっとしたら力強いような気がします．

われわれの死生観

今村 自殺の問題，対処が難しい問題にみなさん向き合って来られたと思うんですけれども，そこから転じて，目の前の患者さん，次に来る患者さんがよりよく生きるためにどう向き合ったらよいのでしょうか．非日常といいつつ，必ず遭遇するこの話題に関してどう向き合いましょうか．

藤沼 若いときというのは，死ぬのが怖いから死のことをあまり語りたくないし，危機的になるんですけど，私自身だんだんと年をとって，死が近づいてくると明らかに見方が変わってくるんです．それは「死ぬよね」と簡単にいっていたり．あまり怖くなくなってくるんです．医者の成長，人生の歩みとこういう問題というのはかなり絡んでいると思います．自分のプロフェッショナルとしての成長もそうですし，人間としての成長にいかに自覚的になれるかというのは結構重要です．死生観とか．みなさんも年をとるとずいぶん楽になると思いますよ．

田中 最近とある先生と話をしたときに，二元論をやめようという話がありました．たとえば「生きる・死ぬ」という分け方をするのも大事ですけど，究極的な考えでいうと，「生きると死ぬ」は分けるものではない．二分論からの脱却というのが1つあるんだと思います．だけど，それと「救うか・救わないか」は全くの別問題で，当然，何らかの手を差し伸べるべきものだと思います．活字にするのは難しいんですけれど，何とかしてあげたいという気持ちを伝える場所が，医療以外の場所にもできるといいと思います．これを目指して，医療から地域や国家に発信できるといいです．「生きると向き合う」は「死と向き合う」と同じというふうに思います．藤沼先生のお話は非常に禅のような発想だと思います．

(藤沼) いいですね．ありがとうございます．

医師として仕事に向き合う

(今村) 最後はプロフェッショナリズムの話で締めようと思います．自殺のような重い問題にも向き合えるように，私たちが人として医師として成長するには，どんなことを心がけていったらよいのでしょうか．

(田中) 変な話ですけど，いろいろな人がいるということを知って，認めること．今よりも受容できたらいいなと今日のお話を聞いて思いました．対策というのはなかなかすぐにはできそうにないんですけれど，「受容すること」と，「周りとつながること」をしたいなと思いました．

(今村) 最近あったことですけど，4回ぐらい診察をした方が自殺で亡くなったんです．警察から電話があって，明らかに一目見て自殺とわかる状態でみつかりました．そういうことがあると警察から照会されることもあるのですが，それもなく，無事葬儀も終わったんです．

　その後，私にとってはじめてだったのですが，ときどきその方の受診についてきていたお母さんがみえたんです．前医から私のところへ医者を変えた直後で，「短い間だったけどよく息子の話を聞いてくれた」と，お礼をいわれたんです．一見すると自殺のことではないように穏やかに話されて，お母さんは帰って行かれました．

　その時に，かつて自殺と向き合ったときの自分とはすごく変わったなという感覚があったんです．お母さんが来られたときに，お断りしようと思えばお断りできた状況ではあったんですけれども，そこで話ができたというのが自分でもすごく変わったなと思ったところです．

　仕事が器用になってスイスイこなせるようになると，うまく逃れたり，誰かに振ったり，あるいは私は関係ないと上手にいうこともできるようになるんですけれども，不器用に愚直に向き合ってみる．この人は私の所へ来たら死んでしまうかもしれないけれど，ちゃんと向き合う．1ヵ所にとどまって，とにかく続けてみるということが自分の成長にもつながると思います．正しいことがいつもできるとは限らないし，何かの業績につながるようなこともそんなにできないんですけれども，とにかく継続です．自分の気持ちをいろいろな方法で安心させて，安定させることが成長していくことにもつながっていくと，その方と話して感じました．

菅野 僕は嫌なことがあっても自殺したいと思ったことはないんです．いつか思うのかなと思っているんですけれど，やはり死にたくないというのがあります．生きる力は結構あると思うんですけれど，でも，親しい人が自殺したと聞くと，そういう気持ちもわからないではないです．追い詰められた状況で突然死んでしまうということもあり得る．何が起こるかわからないと思っていないといけない．そういう意味では日々の診療でそういうところを少し気遣うことです．「死にたいんですよ」といわれると「そんなことないよ」といってしまう場合もあるんですけど，そういいつつも，ちゃんとケアしていけるようにやっていきたいと思いました．

遠井 今回の企画では自殺に関して考える機会をいただきました．社会で懸命に生きていながらうまく生きれない人の死に，比較的関係することがあるなかで，意外と自殺というところに関係してなかった．もしかしたら自分が関係しきれていないのかと，振り返れたのはよかったです．

医者としてはあまりないですけど，過去を振り返ると実生活では周りで自殺する人が何人かいて，彼ら彼女らは一体どういう思いでそうなったのか．自分は何かできなかったのか．医師としても，人としても，そういうところで成長できるのではないかと今回よくわかりました．また明日からの臨床に活かしていきたいと思います．

久我 自殺企図の患者さんがいたときに，プライマリ・ケアの先生はどんな感じで診ているか，精神科の先生はどんな感じで診ているかをお互いに見合って，具体的にやれる機会というのが増えるといいと思います．

ハーバード大学のイチロー・カワチ教授は，日本人が平均寿命82歳という世界最長寿である理由の1つにソーシャル・キャピタルがあるといいます．日本にいる日本人と，アメリカにいる日本人の寿命が違うのはなぜかという研究がありますが，そこにはソーシャル・キャピタルがあると，公衆衛生学的に証明しています．絆というのが精神科医，プライマリ・ケア医，そしてそれ以外の場所で大切になるんじゃないかと思います．

患者さんを診るときもそうですけど，よいところを伸ばし合うことです．自殺をみつめるときにも，両価性という視点に立って，死にたいと思っている人は，死にたいという気持ちとそうじゃない気持ちをもっている．そこまでいく前に生きていることの楽しさというところを医師が何となく導けたらいいです．そのためには，医師は幅広い視野をもつことも大切だと思います．

藤沼 たしかに，この議論は健康の社会的決定因子みたいなものと非常に関係しているので，そういったこともきちんとみていかないと，目の前の個別事象だけになって

しまい，逆に僕らが追い込まれてしまうというところもある．広い意味でコミュニティ全体をみていくというのはすごく大事だと思います．

プロフェッショナリズムということでは，やはり僕は時代が変わってきていると思っていて，僕にとっての最大のヒーローというのは，仮面ライダー1号の本郷 猛です．あの時代というのは孤高の戦士なんです．要するに孤独で，1人で苦悩しながら戦うというのが当時のスタイルで，それが結構自分の医師像にそうとう反映していると思う．そして，現代のライダーは，たとえば仮面ライダーフォーゼが典型的ですけど，つながりだとか仲間だとかみんなで成長し合うというのが主題になっていて，どちらかというと群像劇っぽいじゃないですか．そこは世代的にすごくギャップがあります．

個人的な好みは孤高の戦士だけれども，今はそういう価値観じゃダメで，僕自身がトランスフォームしないといけない．医者は診察室だけにとどまっていると，今の時代感覚やコミュニティの状態がみえない．もっと外に出て行かないと雰囲気すらつかめないのではないかという危機感が必要なんです．

今村 愛から始まって，仮面ライダーのプロフェッショナリズムが語られたところで，時間いっぱいとなりました．自殺の問題を乗り越え，どう生きることに向き合うか，われわれなりの方法や心構えについては語りつくせず，しばしば論点が思わぬ方向に向かってしまうので，司会役の私は内心ハラハラしていました．でも，いっていることは違う方向を向いているようで，結局それぞれが大事にしているものが，とてもよく似ていると思いました．

また，いまここで，何らかの結論を出すことよりも，それぞれが持ち場に帰っても，この会のような「対話」が続いていくことのほうが重要だと思います．

今日はありがとうございました．

あとがき

死の淵から大空へ

　「生きると向き合う」というこの本のタイトルは，雑誌「治療」の編集途中に，関係者の誰かが使用したのが，そのまま使われたと記憶しています．

　自殺という課題に向き合い，「死」のほうをみていたはずなのに，気がつくと一転して「生」に向かって進んでいたという，この逆転の発想は，本書の編集の基本理念になりました．

　自殺という課題を，できるだけ広く，あまり考えたことのない人にも目を向けてほしいと願い，雑誌の企画段階から，普段は自殺以外の専門性で仕事をしている方や，市井に身を置き診療をしているプライマリ・ケア医・精神科医の論考を中心に構成し，そして可能な限り「当事者目線」を重視するという，2つのテーマを元に編集してきました．

　しかし，この企画は大半の執筆者にとって専門外の，しかも非常に重いテーマを論じるということでもあり，一体われわれは何を目指しているのか？ 迷走することもしばしばでした．たとえば「ゆびきり」について，項目ごとに著者の論旨が異なっているのを，まとめるべきかとも考えましたが，自殺という問題の多面性と，本当に多くの人がかかわることを象徴していると考え，それぞれの執筆者の意向を重視しました．専門書としては，多様すぎて，論点も定まらないという批判も恐れつつ，しかしぐるぐると同じところを迷っているようで，実は螺旋階段のように，意味のある実践へと向かっていくイメージで，対話を重ね，この本が与えられた，そんな2015年6月からの足かけ2年でした．

　表紙の黄色い紙飛行機は，われわれ執筆者と関係者の想いと言葉が，風にあおられ迷走しつつも，いつか誰かの元に届いてほしいというイメージをデザインしていただきました．

　今，生きることに向き合うのがつらくなった人と，できるならわれわれが見送った空の向こうの人たちへ届いてほしいと願っています．

　本書の終わりに，難しい仕事を引き受けてくださった執筆者の皆さま，迷走する編者の私でも，本書の完成を諦めないで支えてくださった南山堂の伊藤毅さん，片桐洋平さんへ，心からの感謝を捧げます．

今村弥生

巻末資料

背景問診・MAPSO問診チェックリスト
（PIPC研究会）

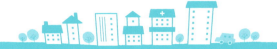

背景問診チェックリスト

- **主 訴**
  これを最初にきいてはいけません．問診票などで確認すること
- **既往歴**
  今までにかかった，内科や外科などの病気について教えていただけますか？
- **心療既往歴**
  これまでに，心療内科や精神科に通院したことはありますか？
  どんな薬を飲んでいましたか？
  その薬の効果は，あなたの身体にあっていましたか？
- **家族心療歴**
  ご家族のなかで，心療内科や精神科に受診されたことがある方はいらっしゃいますか？
- **職 業**
  お仕事は何をなさっていますか？
  具体的にどんな仕事ですか？ 営業？ 設計？ 販売？ 詳しく教えていただけますか？
  職場の人間関係はどうですか？
  仕事でストレスを感じますか？
  自営業なら立ち入ってうかがいますが，事業は順調ですか？
- **家族構成**
  同居している家族構成を教えていただけますか？
  ご家族のご職業を教えていただけますか？
  ご家族の人間関係はどうですか？
- **プライベート**　既婚者の場合は省略可
  彼氏（または彼女）はいますか？
  年齢は何歳で，何をしている人ですか？
  彼氏（彼女）いない歴は，何年ですか？
  彼氏（彼女）とは，うまくいっていますか？

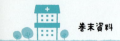

- **服　薬**
現在，何かお薬やサプリメントなどを飲まれていますか？
- **飲　酒**
お酒は飲みますか？
とことん飲もうと思うと，どのくらい飲めますか？
最後にお酒を飲んだのはいつですか
- **喫　煙**
タバコは吸いますか？
1日何本ぐらい吸いますか？

> **あいづちと承認の言葉を忘れずに！**
> ● なるほど，それはつらかったですね
> ● なるほど，本当によくがんばりましたね
> ● なるほど，そのときはそうするしかなかったんですね

MAPSO問診チェックリスト

うつ症状

- **不　眠**
寝つきはどうですか？
途中で目が覚めたりしますか？
　　➡ **はいの場合**　またすぐ眠れますか？
朝早く目が覚めたりしますか？
朝起きた時にぐっすりと寝た気がしますか？
- **食欲・体重減少**
食事はおいしく食べられますか？
体重が減りましたか？
- **抑うつ気分**
気持ちが沈み込んだり，滅入ったり，憂うつになったりすることがありますか？
- **喜び・興味の消失**
何をしても楽しくなくなっていませんか．今まで興味がもてたことに興味がもてなくなっていませんか？

巻末資料　背景問診・MAPSO問診チェックリスト

- **倦怠感**
  体がだるく感じたり，疲れやすかったりしますか？
- **集中力の低下**
  なかなか物事に集中できなくなっている，ということがありますか？
- **判断力の低下**
  判断力が落ちていますか？
  普段なら問題なく決められることが，なかなか決められなくなっていますか？
- **苛立ち**
  イライラしますか？
- **自責感**
  よく自分を責めたりしますか？
- **希死念慮**　　上から順番に聞いて，答えが**いいえ**になったところで終了
  死んでしまったら楽だろうなぁーと思ったりしますか？
  死ぬ方法について考えますか？
  　　➡ **はいの場合**　具体的にはどういう方法ですか？
  遺書を書きましたか？
  死ぬことばかり考えていますか？
  実際に死のうとしていますか？
  自分でそれを止められそうにないですか？

躁・軽躁エピソード

- **躁エピソード**
  ハイテンション！になったことはありますか？
  自分が大きく爽快に感じられて，どんどんアイデアがわいてきて，すっごくキレやすくなって，ずーっとしゃべりまくってることってありますか？
  眠る必要性がないように感じたことはありますか？
  気持ちが突っ走るように感じたことはありますか？
- **軽躁エピソード**
  程度はそれほどではなくても，普段の落ち込んでいる状態と明らかに違う状態になったことはありますか？
  その状態は，1日とか2日とか，何日か続きましたか？

195

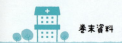

不安障害(G-POPSと覚える)

- **GAD 全般性不安障害**
  あなたはひどい心配性ですか？
- **PD パニック障害**
  心臓がドキドキして，もう駄目だ，死ぬかもしれない！ 狂ってしまうかもしれない！と思ったことはありますか？
  ➡ **はいの場合**　またなったらどうしようと考えて，どうしようもなくなることはありますか？
- **OCD 強迫性障害**
  ガスの元栓，家の鍵の確認に時間がかかってしまったり，確認のために，また戻ってしまうようなことがありますか？
  確認したり，手を洗ったり，数えたりが気になりますか？
- **PTSD 外傷後ストレス障害**
  フラッシュバックするようなトラウマ体験がありますか？
- **SAD 社交不安障害**
  あなたはあがり症ですか？

精神病症状

- **考想化声**
  あなたの考えが，頭のなかで声になって響く感じはありますか？
- **考想伝播**
  向こうから来た知らない人に，あなたの考えが見透かされたような感じがしたことはありますか？
- **被注察感**
  見知らぬ皆から監視されるように，見られているように感じますか？

索 引

● 日本語

あ
相槌（なるほど） …………………………… 9
秋田モデル ………………………… 52, 120
アクチベーション症候群 ………………… 60
アルコール依存症 ……………… 6, 59, 117
アンビバレント ……………………………… 8

い
胃がん ……………………………………… 42
医師法・医療法 ………………………… 137
いじめ ……………………………… 95, 107
胃全摘術後 ………………………………… 43
依存症関連 ……………………………… 182
異文化コミュニケーション …………… 143
医療保護入院 …………………………… 148

う
ヴィクトール・エミール・フランクル（精神科医）
………………………………………… 175
ウィメンズ・メンタルヘルス …………… 14
うつ病 ……………… 2, 22, 30, 35, 45, 49, 59

え
エジンバラ産後うつ病質問票 …………… 20

お
オーバードーズ ……………… 5, 28, 156

か
改訂長谷川式簡易知能評価スケール …… 51
過剰服薬 ……………………………… 5, 28
風のことを考えよう（村上春樹の書籍）… 115
家族 ………………………………………… 27

学校医 ……………………………………… 93
家庭医 ……………………………… 75, 93
仮面うつ病 ………………………………… 52
仮面ライダー1号（プロフェッショナリズム）
………………………………………… 191
ガラスの天井 ……………………………… 21
空の巣症候群 ……………………………… 21
過量服薬 ………………………………… 156
がん ………………………………………… 41
関節リウマチ ……………………………… 44
緩和ケア ……………………………… 41, 46

き
希死念慮 ……………………… 39, 151, 156
救急外来 …………………………… 25, 30
強直性脊椎炎 ……………………………… 44
金銭管理などに関する支援 …………… 163

く
口コミ …………………………………… 150
蜘蛛の糸（自殺対策センター）………… 121

け
経済的問題 ……………………… 120, 160
傾聴 ………………………………………… 47
刑法 ……………………………………… 137
ゲートキーパー …………………………… 87

こ
五・一五事件 ……………………………… 63
後遺障害 …………………………………… 37
抗うつ薬 ………………… 5, 52, 58, 149
甲状腺がん ………………………………… 42

197

高ストレス者	76
高齢者	44, 49
個人の尊厳	73
孤独感・孤立感	64, 115
子ども	93, 100, 104
混乱	112

さ

裁判	140
債務整理	160
坐骨神経痛	44
産業医	75
産業保健師	75
産後うつ病	5, 19

し

支援状況	112
ジェンダー・ギャップ	15
自己破産	161
自殺関連質問	32
自殺企図	147
自殺しない契約	11
自殺総合対策大綱	86
自殺対策基本法	136
自殺と精神疾患	54
自殺のプロセス	54
自殺未遂	25, 53, 105, 114
自殺予防活動	85
自殺予防研修会事前・事後アンケート	90
自殺リスク	3, 35, 41, 55, 105, 181
自死遺族支援弁護団	174
自傷行為	5, 26, 53
児童精神科外来	104
死なない約束	63
社会資源	161
視野狭窄	112
若年者	5, 60
宗教	72
手術侵襲	43
術後の身体機能障害	43

障害者手帳	165
障害年金	162, 165
衝動性	106
食道がん	42
女性と仕事	16
人生ここにあり！（イタリア映画）	73
身体不定愁訴	2
心不全	35

す

膵臓がん	42
睡眠障害	60
スーパーウーマン症候群	21
スクリーニング	5, 39
スティグマ	71, 146
ステロイド	59
ストレスチェック	75

せ

生活保護	162
精神科医との付き合い方	143, 147
精神科医療機関	143
精神保健指定医	147
成年後見制度	164
性別違和	105
セクシャル・ハラスメント	22, 165
摂食障害	22
説得モード	64
絶望感	65
せん妄	49
専門機関への紹介	26, 100, 143
前立腺がん	42

そ

早期がん	43
双極性障害	4, 37, 59, 114, 117
相続放棄	172
ソーシャル・キャピタル	190
損害賠償請求	166, 172
（賃貸人からの）損害賠償請求	172

(鉄道会社からの)損害賠償請求 …………… 173
(労災, 勤務先への)損害賠償請求 ……… 173

た
帯状疱疹後神経痛 …………………………… 45
大腸がん ……………………………………… 42
多発骨転移 …………………………………… 45

ち
長時間労働者 ………………………………… 76
治療同盟 ……………………………………… 11
痛風 …………………………………………… 44

て
手紙 ……………………………………… 34, 68
電気けいれん療法 ……………………… 52, 58
電話相談 ……………………………………… 109

と
頭頸部がん …………………………………… 41
統合失調症 …………………………………… 5
当事者会 ……………………………………… 115
疼痛 …………………………………………… 44
糖尿病 …………………………………… 35, 39
ドメスティック・バイオレンス …… 17, 162, 169

に
日常生活自立支援事業 ……………………… 165
乳がん ………………………………………… 41
認知症 ……………………………… 35, 49, 51

の
脳血管疾患 ……………………………… 35, 59
ノーチラス会(当事者会) …………………… 115
ノーマライズ ………………………………… 63

は
肺がん ………………………………………… 42
パーキンソン病 ……………………………… 46
配偶者暴力相談支援センター ……………… 170
励まし ………………………………………… 151

発達障害 ………………………………… 107, 182
パワー・ハラスメント ……………………… 165
犯人探し ……………………………………… 184

ひ
非薬物療法 ……………………………… 58, 63
病悩期間 ……………………………………… 43

ふ
不安障害 ……………………………………… 59
福井つながろう会(当事者会) ……………… 126
不登校 ………………………………………… 99
フロイト ……………………………………… 158
プロフェッショナリズム …………………… 191

へ
ベゲタミン® ………………………………… 61
ペット ………………………………………… 187
弁護士 …………………………………… 141, 161

ほ
法テラス ……………………………………… 171
法律 …………………………………………… 137
ポストカード ………………………………… 34
ポストベンション ……………… 127, 130, 171

ま
マイ人生哲学 ………………………………… 9
末期心不全患者 ……………………………… 46
末期腎不全患者 ……………………………… 46
慢性疾患 ………………………………… 35, 127
慢性疼痛 ………………………………… 37, 59

み
民事裁判 ……………………………………… 137
民法 …………………………………………… 137

め
免責 …………………………………………… 161
メンタルヘルス・ファーストエイド …… 55, 88

も
妄想性障害 …………………………… 131
モーズレイ処方ガイドライン ………… 58

ゆ
ユーモア ………………………………… 64
幽門側胃切除術後 ……………………… 43
ゆびきり ………………………… 12, 154

よ
よい精神科医 ……………………… 144, 150
抑うつ症状に関する質問 ……………… 79
夜と霧（フランクルの書籍） ………… 175

ら
ライフイベント ………………………… 38

り
離婚 …………………………………… 168
リスク管理 ……………………………… 4
リストカット …………………… 27, 105
りはあさる ……………………………… 56
両価性 …………………………………… 8

れ
連携 …………………………………… 120

ろ
労災保険給付 ………………………… 166
労働基準監督署 ……………………… 166
労働弁護団 …………………………… 168
老年精神医学 ………………………… 49

● 外国語

数字
2質問法 ………………………………… 51

B
BPSモデル（bio psycho social model） …… 159

C
CASEアプローチ ……………………… 56

D
DV ……………………………… 17, 162, 169

H
H₂ブロッカー …………………………… 59
how question ………………………… 63

I
In SAD CAGES ………………………… 30

IPV
IPV（intimate partner violence） …… 18

M
MAPSO問診 ………………… 10, 88, 146
MUS（medically unexplained symptoms） … 2

N
Narrative based medicine（NBM） ……… 130

P
PIPC（Psychiatry in Primary Care）
 ………………………………… 10, 88, 145

S
SAD PERSONS ………………… 32, 184

T
TALKの原則 …………………………… 26

生きると向き合う
わたしたちの自殺対策　　　　　©2017

定価（本体3,000円+税）

2017年4月1日　1版1刷

編者　今村弥生
　　　宮崎　仁
　　　遠井敬大

発行者　株式会社　南山堂
　　　　代表者　鈴木幹太

〒113-0034　東京都文京区湯島4丁目1-11
TEL 編集(03)5689-7850・営業(03)5689-7855
振替口座　00110-5-6338

ISBN 978-4-525-20571-3　　　Printed in Japan

本書を無断で複写複製することは，著作者および出版社の権利の侵害となります．

|JCOPY| <(社)出版者著作権管理機構　委託出版物>

本書の無断複写は著作権法上での例外を除き禁じられています．複写される場合は，そのつど事前に，(社)出版者著作権管理機構（電話 03-3513-6969，FAX 03-3513-6979，e-mail: info@jcopy.or.jp）の許諾を得てください．

スキャン，デジタルデータ化などの複製行為を無断で行うことは，著作権法上での限られた例外（私的使用のための複製など）を除き禁じられています．業務目的の複製行為は使用範囲が内部的であっても違法となり，また私的使用のためであっても代行業者等の第三者に依頼して複製行為を行うことは違法となります．